中药常识

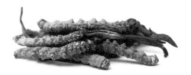

丛书主编 石学敏 赵振宇

主 编 刘 芳

小课堂

U0339462

天津出版传媒集团

天津科技翻译出版有限公司

图书在版编目(CIP)数据

中药常识小课堂 / 刘芳主编. — 天津 : 天津科技
翻译出版有限公司, 2023.5
(安全用药科普丛书 / 石学敏, 赵振宇主编)
ISBN 978-7-5433-4342-9

Ⅰ.①中… Ⅱ.①刘… Ⅲ.①中药学 Ⅳ.①R28

中国国家版本馆 CIP 数据核字(2023)第 061853 号

声 明

医学是不断发展的科学,疾病的治疗方法和药物的
使用方法也在不断改变。本书作者和出版机构尽可能依
据目前的权威参考资料,确保本书内容的准确性与时效
性。但在医学领域可能存在不同的观点或认识,因此,作
者或出版机构无法保证本书所提供的信息完全精准或面
面俱到,特别建议读者在阅读本书的同时参考其他相关
资料。读者在用药前应认真阅读相关药物的说明书,并
遵医嘱使用。

中药常识小课堂
ZHONGYAO CHANGSHI XIAOKETANG

出　　版：天津科技翻译出版有限公司
出 版 人：刘子媛
地　　址：天津市南开区白堤路 244 号
邮政编码：300192
电　　话：022-87894896
传　　真：022-87893237
网　　址：www.tsttpc.com
印　　刷：高教社(天津)印务有限公司
发　　行：全国新华书店
版本记录：710mm×1000mm　16 开本　6.25 印张　110 千字
　　　　　2023 年 5 月第 1 版　2023 年 5 月第 1 次印刷
　　　　　定价：32.00 元

(如发现印装问题,可与出版社调换)

丛书编委会

丛书主编

石学敏　赵振宇

编　　者（按姓氏汉语拼音排序）

蔡　磊	柴　莹	柴士伟	陈　鹏	陈　正	陈金千	陈湉傲
董　艳	杜春辉	杜春双	杜美静	高　宁	高　智	韩建庚
康　蕊	蓝高爽	李　昊	李　佳	李　蒙	李　倩	李　妍
李　莹	李博乐	李继彬	刘　芳	刘　艳	刘婧琳	刘文生
刘翔宇	刘晓磊	刘艳萍	刘玥皎	柳丽丽	陆　璐	缪　玮
庞　宁	彭龙希	瞿晶田	石学敏	宋　玮	宋　崟	谭晓旭
王　丹	王　磊	王　楠	王　玮	王春伟	王郁汀	温晓娜
文柳静	文彦丽	肖茏珂	谢　栋	徐梦思	许　鑫	许建春
薛　静	杨　晨	杨檬檬	杨晓姣	叶　青	禹　洁	袁恒杰
臧　滨	臧美彤	张　超	张　洁	张　颖	张福君	张晓龙
张紫钰	赵　青	赵芙蓉	赵振宇	郑国斌	周　瑾	朱爱江
朱明辉						

本书编委会

主　编

刘　芳

编　者（按姓氏汉语拼音排序）

柴士伟　陈　鹏　李　佳　刘　芳　刘晓磊　瞿晶田　王　磊
薛　静　臧　滨　张福君

丛书前言

《"健康中国2030"规划纲要》强调："健康是促进人的全面发展的必然要求，是经济社会发展的基础条件。实现国民健康长寿，是国家富强、民族振兴的重要标志，也是全国各族人民的共同愿望。"为满足国民主动汲取健康知识的需求，引导公众树立科学的健康理念和疾病防治意识，我们与多家医院的专家们几经探讨交流，最终，在天津市药学会药学服务专业委员会的大力支持下，我们牵头编写了这套"安全用药科普丛书"，力求为全民健康贡献一套规范用药的教育和科普指南。

本套丛书选取大众生活中影响最广的常见病进行用药科普释疑，采用问答的形式，图文并茂，内容丰富，深入浅出，让读者理解药物的选择，以及掌握长期服药期间的各种注意事项和生活方式的调整方法。本套丛书不仅适合普通患者及其家属阅读，对于相关医务人员也有一定的参考价值。

此次编写科普丛书，我们深感意义重大。我们希望能够积极参与医学知识普及工作，并用最朴实、通俗的语言，尽最大的努力，让广大读者掌握科学用药的知识。在编写过程中，我们认真撰写，紧扣与大众日常生活关系最密切的问题，用心斟酌语言，力求让广大患者在病情的防治和合理用药知识方面有所收获，重回健康生活，共享美好未来。

我们相信，本套丛书的出版，有助于促进公众健康素养的稳步提高，为推进"健康中国"建设出一份力。

前　言

　　一直以来，中药深受我国人民的喜爱，老百姓在疾病治疗过程中，或在日常保健时，往往会首先想到中药。历史上，中医、中药是一个有机整体，历代名医一直强调"医药一体"的重要性。过去，很多中医采用"前医馆、后作坊"的形式行医，充分体现了医药之间的紧密联系。

　　天津中医药大学第一附属医院中药专业的药师们搜集了一些大众比较关心的问题，通过问答的形式，普及了中药的功能、主治、鉴别、炮制、使用方法、注意事项、用药禁忌等方面的知识。药师们长期从事药学服务工作，对患者的要求、临床的需求十分了解，在编写过程中兼顾专业性和通俗性，力求帮助读者们避免一些用药的误区，更加科学、合理地使用中药，让更多读者了解和掌握中药知识，并从中受益。

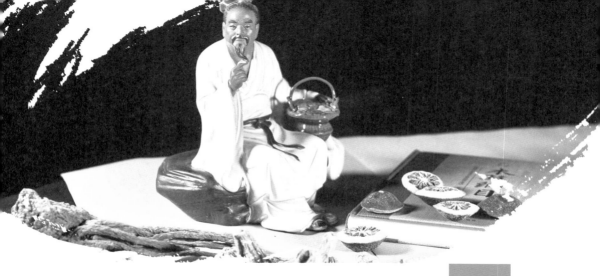

中药的基本知识

目 录

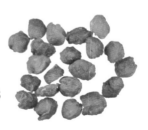

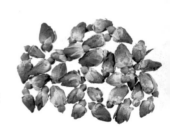

第 二 章

合理使用中成药

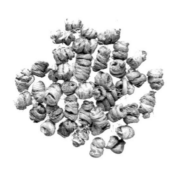

第 三 章
治病保健的常用中药

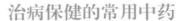

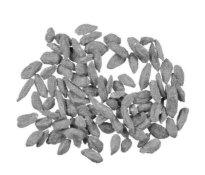

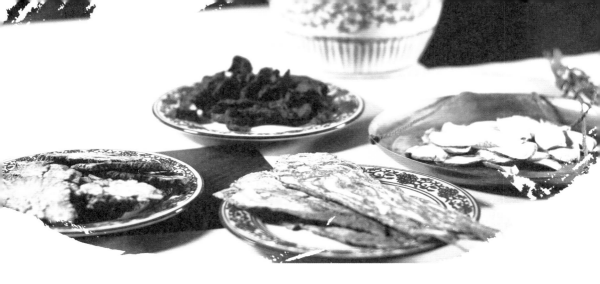

第一章　中药的基本知识

■ 什么是中药？中药有什么特点？

　　民间习惯把中药称为"草药""中草药"，在古代，中药被称为"本草"。中药以植物药为主，但也有动物药、矿物药等，所以"草"显然不是中药最主要的特色；中药很早就有了一些进口品种，这个"中"显然也不是指产地。事实上，中药最根本的特性就是在中医理论的指导下使用，可以说，中医和中药密不可分，相互促进，缺一不可。中药就是在中医理论的指导下，用于预防、治疗、诊断疾病，并具有康复与保健作用的物质。这个完整的定义对于我们了解中药很有意义。

　　中药还有来源丰富、历史悠久的特点。我国的地理环境和气候条件具有多样性，因此，中药具有丰富的品种。中药主要来源于天然药及其加工品，包括植物药、动物药、矿物药，以及部分化学、生物制品类药物。由于中药以植物药居多，故有"诸药以草为本"的说法。中药在古代被称为"本草"，正是由于它大多来源于植物的特性。中药传统制剂也是中药的组成部分。随着时代的发展，中药产品制剂越来越多，满足了人民群众追求身体健康和美好生活的愿望。我国幅员辽阔、民族众多，各个少数民族也有自己的传统医药，包括藏药、蒙药、维药、傣药、苗药、彝药等，其药源与中药基本相同，在实践中逐步发展形成具有本民族特色的药物。它们与中药相互融合，是我国传统医药的重要组成部分。

中药的历史十分悠久。《淮南子·修务训》记载："(神农)尝百草之滋味，水泉之甘苦，令民知所避就。当此之时，一日而遇七十毒。""神农尝百草"虽属传说，客观上却反映了我国劳动人民寻找天然药物、积累治疗经验的艰苦实践过程。《神农本草经》成书于汉代，距今有将近两千年的历史，已经形成完备的理论，是现存最早的中药学著作。

■ 什么是药食同源?

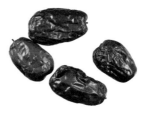

大枣

中药是我们的祖先在寻找食物的过程中发现的，这就是"药食同源"本来的含义。在远古，由于食物极度匮乏，我们的祖先难免会误食一些有毒的动植物，发生呕吐、腹泻等中毒现象；也会因为偶然吃了某些植物，使原有的一些疾病得以缓解甚至消除。经过长期的实践，他们逐步积累了辨别食物和药物的经验，形成了理论体系，这就是中药产生的过程。

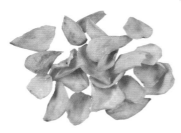

百合

当然，食物和中药不能画等号。随着中药的发展，其品种不断丰富，现在的大部分中药已经不适合作为食物了。为了避免商家在食品加工过程中随意加入某些中药，原国家卫生部（现卫健委）公布了《既是食品又是药品的物品名单》，其中共含有86个品种，2014年新增15种中药材物质，2018年新增9种中药材物质，在限定使用范围和剂量内药食两用。它们主要包括：杂粮类的薏米、百合、赤小豆、莲子、黑芝麻；作为蔬菜的鱼腥草、小蓟、山药、昆布、紫苏等；作为调料的丁香、肉桂、肉豆蔻、甘草等；作为水果的大枣、山楂、桑葚等；可以作为茶饮的菊花、金银花、代代花等。这些中药或者说食品，在我国都有着漫长的食用历史，在安全性方面有一定的保障，可以按照有关规定添加到食品中。

《既是食品又是药品的物品名单》主要用来指导食品加工业，也可以作为我们的日常参考。

■ 使用药食同源的中药时要注意什么?

我们在使用药食同源的中药时,要注意以下几个方面:

1 患有比较严重的疾病和慢性病的患者,不能用药食同源的中药代替药品。药食同源的中药大多药性平和,可以起到比较好的辅助治疗作用,但不宜单独使用来控制疾病,比如,菊花有降血压的作用,但如果认为喝了菊花茶,就可以不服降压药了,是十分危险的。此外也要切记,不能用一些偏方、验方代替药物来治疗慢性病。

2 要根据不同人的体质选用药食同源的药物。中医认为,人的体质可以分为平和质、气虚质、阳虚质、阴虚质、痰湿质、湿热质、血瘀质、气郁质、特禀质9个类型,中药的药性讲究"四气五味""升降浮沉",要对照自身的体质和病情使用药食同源的中药,最好咨询专业的医生。

3 使用药食同源的中药时也要注意剂量,一些用作调料的中药,如丁香、小茴香、肉桂等,药性比较强,药用时常用量仅为3~6g,日常食用更不能过量。一些药性平和的杂粮类,食用时也要注意营养均衡,不能长期只吃一两种。目前,也有一些药食同源中药的不良反应的报道,所以,即使是药食同源的中药也要适当食用。

4 要选用合格的药食同源中药,这类中药由于可以作为食品,不少是在农贸市场出售的,可能会出现硫黄熏蒸、假冒伪劣等问题,如果没有一定的辨识能力,最好到可靠的大型医疗机构、药店或者超市购买。

■ 什么是道地药材?

"道"是唐代行政区划名,如关内道、河东道等10余道。"道地"原指各地特产,后演变为"货真价实、质优可靠"的代名词。道地药材是中药特有的概念,是指在特定自然条件、生态环境的地域内所生产的药材,因其生产较为集中,栽培技术、采收加工也都有一定的讲究,比起其他地区所产的同种药材,品质佳、疗效好。道地,也称为"地道",也就是功效地道实在、确切可靠的意思。道地药材的生产其实是一个系统工程,包含产地、种源、种植、采收、加工炮制等诸多方面。

"道地药材"的产生一方面源于我国悠久的历史文化,一方面离不开我国独特的地理环境。中国的纬度跨越寒温带、温带、亚热带、热带地区,海拔西高东低,拥有陆地上全部5种基本的地形、地貌,得天独厚的自然条件为我们提供了品种丰富、质量优良的道地药材。

道地药材的药名前常常加上地名,比较著名的有河南的"四大怀药"、浙江的"浙八味"、四川的"川药"。

河南的"四大怀药"	怀山药、怀牛膝、怀菊花、怀地黄。
浙江的"浙八味"	白术、白芍、浙贝母、杭白菊、延胡索、玄参、麦冬、郁金。
四川的"川药"	川黄连、川贝母、川乌、川白芷、川芎、川牛膝等。

现代研究表明,很多"道地药材"的有效成分明显高于其他地区所产的同一品种药材,这验证了道地药材的科学性。

■ 吃中药要忌口吗?

服用中药时要不要"忌口"是很多患者关心的问题。民间有"吃药不忌口,医生跑断腿"的说法,可以说,患病期间的饮食选择也是治疗的一个重要方面。我们要科学地认识"忌口",既不能因为一时"贪嘴"影响疾病的治疗,也不必草木皆兵、处处禁忌,甚至影响正常的营养吸收。

服用中药期间,一般要忌食生冷、油腻、腥膻、有刺激性的食物。油腻的食物性多黏腻,助湿生痰、滑肠滞气,不易消化和吸收,与药物混合,更会阻碍胃肠对药物中有效成分的吸收。由于中药有"药食同源"的特点,食物和药物都有四气五味,饮食禁忌也是以四气五味理论为基础的,例如:

1 热性疾病忌食辛辣、油腻、煎炸食物,比如辣椒、大蒜、韭菜、白酒、狗肉、鹿肉等,都属于热性食物,这些食物容易滋生内热,影响热性疾病的治疗。

2 寒性疾病忌食生冷食物、冷饮及各种寒凉性质的食物。寒凉性质的食物包括冬瓜、苦瓜、西瓜、蟹等,这类食物不符合"寒者热之"的治疗原则,会影响寒性疾病的治疗。

3 服用中药时一般不要喝浓茶,因为茶叶里含有鞣质,与中药同服时,会影响人体对中药有效成分的吸收,降低疗效。

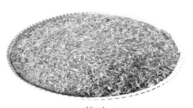

茶叶

民间有服中药期间忌食"发物"的说法。据不完全统计,所谓"发物"可以分为6类,包括食用菌类、海鲜类、蔬菜类、果品类、禽畜类和豆类。我们对照传统饮食禁忌的内容可以发现,它们其实是若干饮食禁忌的总结,包含热性食物、寒性食物、刺激性强的食物、不易消化的食物等。忌食"发物",要根据不同的疾病选择不同的禁忌内容,而不是说,所有疾病都要禁忌全部的发物。不分疾病类型而忌食"发物",其实是对"发物"这个概念的一种误解。

服用中药时,总的饮食原则是选择性质平和、刺激性小、易于消化的食物,合理的膳食可以帮助患者早日康复。

■ 中药真的没有毒性作用吗？

中医十分重视药品的毒性作用，早在《神农本草经》里就把中药分为"上、中、下"三品，重要的依据之一就是药物的毒性。在历代本草书籍中，常在每一味药物的性味之下，标明其"有毒""无毒"。"有毒""无毒"也是药物性能的重要标志之一。药物毒性不同，其治病原则也有所不同。《黄帝内经》说："大毒治病，十去其六；常毒治病，十去其七；小毒治病，十去其八；无毒治病，十去其九。谷肉果菜，食养尽之，无使过之，伤其正也。"当今《中华人民共和国药典》（简称《中国药典》）采用大毒、有毒、小毒 3 种分类方法，是目前通行的分类方法。

药物的毒性和副作用其实是两个概念。毒性一般指药物对机体所产生的不良影响及损害；副作用是指在常用剂量时出现与治疗需要无关的不良反应，一般比较轻微，对机体危害不大，停药后可自行消失，常见的如恶心、呕吐、腹泻、皮肤瘙痒等。药物治疗一种疾病的副作用，在治疗另一种疾病的时候可能就是治疗作用。

我国古代还有一种广义的"毒"的概念，把毒药看作一切药物的总称，认为药物的"毒"就是药物的偏性，有"聚毒药以供医事"的说法。这种"毒"的概念与我们平时所说的毒性作用是不同的。

随着医学的不断发展，我们对中药"毒"的认识也更加科学、更加全面。现在《医疗用毒性药品管理办法》规定了特殊管理的有毒中药共 28 种，包括砒霜、水银、生川乌、生草乌等。这些药物有严格的管理，临床使用很少。我们更需要注意的是，一些在《中国药典》中记载有毒、有小毒的药品，如苍耳子、山豆根、朱砂等。总之，我们在使用中药时一定要重视其毒性作用，要在医生、药师的指导下使用。

■ 什么是中药炮制？为什么有些药物必须炮制后使用？

中药炮制是一门传统制药技术，是指药物在应用或制剂前，要根据医疗、调制、制剂的需要，进行必要的加工处理，才能应用于临床。

中药炮制的目的大致可以分为以下几个方面：

1 纯净药材,保证质量。简单来说,就是除去杂质和非药用部分。

2 切制成适当性状的中药饮片,便于调剂、制剂、煎药。

3 矫味、矫臭。一些动物药及一些具有特殊气味的药物,经过炮制,能起到矫味和矫臭的作用,更利于患者服用。

4 降低毒性作用,保证安全用药。一些毒性作用较强的药物,经过加工炮制,可以明显降低药物的毒性及不良反应,确保安全用药,例如,半夏、天南星、附子等,都有强烈的毒性,很小的剂量就会致人中毒甚至死亡,经过炮制可以大幅度降低毒性,应用于临床。

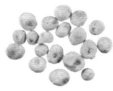
法半夏

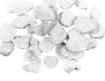
清半夏

5 增强药物作用和临床疗效。如醋制香附、延胡索,可以增强活血止痛的功效,蜜制桑白皮、枇杷叶,可以增强润肺止咳作用。

6 改变药物的性能,增加适用范围。如清热凉血的生地黄,经过黄酒蒸制或者煮制,就变成了滋阴补血、生精填髓的熟地黄,增加了原来没有的功效。

7 引药入经。药物经过炮制,可以在特定的脏腑经络中发挥治疗作用,如醋制入肝经、盐制入肾经等。

8 干燥药材,利于贮藏。药材经晒干、阴干、烘干、炒制等处理,减少水分,能避免发霉、变质。需要注意的是,一些药材须含有油质和适当的水分,不是越干越好。

我们在选用中药材时，要尽可能到正规的医疗机构和药店购买，特别是一些有毒的中药品种，千万不能使用没有经过炮制的原药材。

■ 什么是中药的"四气五味"？

中药药性中的"四气五味"，对应着我国古代的"阴阳五行"学说。"四气"对应"阴阳"，寒凉属阴，温热属阳。"五味"对应"五行"，即"酸、苦、甘、辛、咸"对应"木、火、土、金、水"。《神农本草经》里说："药有酸咸甘苦辛五味，又有寒热温凉四气。"可见，四气五味是最早的中药药性理论之一。

"寒热温凉"的"四气"理论已经深深地融入我们的生活。比如，当我们受凉或者胃寒时，就会煮一些姜糖水来喝，用的就是生姜和红糖的温热之性；感觉有了口干舌燥的"上火"症状时，就会食用一些"败火"的水果，如梨、西瓜等，用的就是它们的寒凉之性。

药性中的"五味"理论源自饮食调养的实践总结。所谓五味，是指药物有酸、苦、甘、辛、咸5种不同的味道，因而具有不同的治疗作用。有些药物还具有淡味或涩味，因而实际上不止5种味道。但是，五味是其中最基本的5种味道，所以仍然称之为"五味"。

酸味	"能收、能涩"，即具有收敛、固涩的作用。一般固表止汗、敛肺止咳、涩肠止泻、固精缩尿的药物多具有酸味。
苦味	"能泄、能燥、能坚"，即具有清泄火热、泄降气逆、通泄大便、燥湿、坚阴等作用。苦味药多用于治疗热证、火证、喘咳、便秘、阴虚火旺等证。
甘味	"能补、能和、能缓"，即具有补益、和中、调和药性和缓急止痛的作用。一般来讲，滋养补虚、调和药性及制止疼痛的药物多具有甘味。
辛味	"能散、能行"，即具有发散、行气行血的作用。一般来讲，解表药、行气药、活血药多具有辛味。
咸味	"能下、能软"，即具有泻下通便、软坚散结的作用。一般来讲，泻下或润下通便，以及软化坚硬、消散结块的药物多具有咸味。

每种中药都同时具有性和味，必须把四气和五味结合起来，才能准确地辨别药物的作用。

■ 什么是中药的归经？

中药的归经是指药物对于机体某部位具有选择性作用的特性。中药的归经是与中医理论密切联系的，包括脏腑理论、六经理论、三焦理论、卫气营血理论等。目前使用最多的是脏腑理论，如人参"归脾、肺、心、肾经"，也就是说，人参偏重于治疗与脾、肺、心、肾有关的疾病。

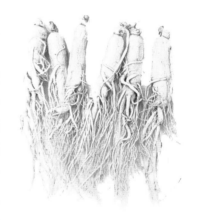

人参

脏腑理论是通过脏腑辨证用药，从临床疗效观察中总结出来的用药理论。如心经病变多见心悸失眠，临床用朱砂、远志来治愈，说明它们归心经；肺经病变常见喘咳，用桔梗、苏子能治愈喘咳。当一种药治疗的疾病范围比较广时，就总结为归几经。需要注意的是，中医理论中的脏腑与现代解剖学的心、肝等脏器是有所区别的，是指某种或几种生理功能的总和。

比较常用的还有归经于经络。同样是治疗头痛，羌活善治太阳经头痛，葛根善治阳明经头痛，柴胡善治少阳经头痛，吴茱萸善治厥阴经头痛，细辛善治少阴经头痛。三焦也是一种归经方法，如同样是清热泻火，黄芩主清上焦，黄连主清中焦，黄檗主清下焦，各有偏重。

四气五味说明药物具有不同的寒热属性和治疗作用，归经理论把药物的治疗作用与病变所在的脏腑经络部位有机地联系起来，对于指导临床用药，具有十分重大的意义。

由于古代科学技术水平的限制，归经理论不同于现代的药物代谢动力学研究，是古人一种比较模糊的经验总结。我们既要承认归经理论的科学性，又要看到它的不足，在临床用药时要保持一定的灵活性。

■ 中医的不传之秘在于量，中药的剂量真的那么重要吗？

药物的剂量对药物的临床疗效起着至关重要的作用。中药的剂量是指中药临床应用时的分量。它一般是指每味药的成人一日用量。同时，中医十分重视药物之间的用药比例，也就是相对剂量。

药物的剂量首先取决于药物的性质。对于剧毒药物或作用峻烈的药物，应严格控制剂量，开始时用量宜轻，逐渐加量，一旦病情好转，应当立即减量或停服，中病即止，防止过量或蓄积中毒。此外，花、叶等量轻质松及性味浓厚、作用较强的药物用量宜小；矿物、贝壳类药材质重沉坠、性味淡薄、作用温和，用量宜大；鲜品药材含水分较多，用量宜大（一般为干品的4倍）；干品药材用量宜小；过于苦寒的药物不要久服过量，以免伤及脾胃；羚羊角、麝香、牛黄等贵重药材，应在保证药效的前提下，尽可能减少用量，以减轻患者的经济负担。

药物的剂量与患者的年龄、体质、病情都有很大的关系。年龄、体质不同的人，对药物的耐受程度不同。一般老年人、婴幼儿、产后女性及体质虚弱的患者都要减少用量，成年人及平素体质强壮的患者可以适当增加用量。病情的轻重、病势的缓急、病程的长短也与药物的剂量有密切关系。一般病情轻、病势缓、病程长者用量宜小；病情重、病势急、病程短者用量宜大。季节的变化也与剂量有关系。在夏季，发汗解表药及辛温大热药不宜多用，在冬季则用量宜重；夏季苦寒降火药用量宜重，冬季则用量宜轻。

药物之间的比例同样重要。枳术丸与枳术汤在组成上完全一样，但枳术丸中白术量倍于枳实，其以补为主，健脾消痞；枳术汤中枳实量倍于白术，其以消为主，主治气滞水停，正如古人说："二方各有深意，不可移易。"消暑利湿的六一散就是以药物用量的比例命名的，方用滑石六两、甘草一两，因此得名。总之，无论是中药的绝对剂量，还是相对剂量，都需要医生细细考量、药师认真配药，其他人不能随意更改。

■ 除了忌口,使用中药还有哪些禁忌?

中药的禁忌主要包括配伍禁忌、证候禁忌、妊娠禁忌和饮食禁忌4个方面,上文提到的忌口属于饮食禁忌,这里就不赘述了。

1 配伍禁忌

配伍禁忌是指某些药物合用会产生剧烈的毒性作用,或降低和破坏药效,因此应该避免配合应用,主要包括"十八反""十九畏"等。配伍禁忌主要由中医师、中药师负责把关,普通患者不要随意配伍。有经验的医生也会使用一些"反药"配伍用于治疗疾病。

2 证候禁忌

证候禁忌是指由于药物的药性不同,其作用各有专长和一定的适应范围,因此,临床用药也就有所禁忌,称为证候禁忌。例如,麻黄性味辛温,功效为发汗解表、散风寒、宣肺、平喘、利尿,适用于外感风寒的表实无汗或肺气不宣的喘咳,而表虚自汗及阴虚盗汗、肺肾虚喘则不能使用麻黄。证候禁忌大多是药理、药性方面的使用注意,在组方时,医生会综合考虑患者的具体情况,充分发挥中医辨证论治的特点,灵活用药。

3 妊娠禁忌

妊娠禁忌是指女性妊娠期治疗用药的禁忌。某些药物具有损害胎元以致堕胎的不良反应。妊娠禁忌药可分为慎用与禁用两类,禁用的药物绝对不能使用,慎用的药物可以根据病情的需要斟酌使用。妊娠期的用药安全性是我国历代医家十分关注的问题,妊娠禁忌的中药具有一定的妊娠毒性,孕妇看病时要主动向医生说明情况,使用中成药时要认真查看药品说明书。

■ 怎样才能煎好中药汤剂?

要煎好中药汤剂,需要注意以下几个方面。

煎药锅的选择

煎药的锅最好选择砂锅或者陶瓷锅,其次是玻璃锅和不锈钢锅,忌用容易与药物发生化学反应的铁锅、铝锅。很多中药吸水会膨胀,所以锅的容量不能太小。

煎药用水的要求

煎药用水要求水质洁净、新鲜。煎药前最好先浸泡1小时左右,这样有利于煎出药物中的有效成分,也容易掌握加水量。一般中药需要煎煮两次,第二煎时加水量为第一煎的1/3 ~ 1/2。两次的煎液混合后,分两次服用。煎煮的火候和时间要根据药物的性能而定。一般来讲,解表药、清热药宜用武火(大火)煎煮,时间宜短,煮沸后煎10~15分钟即可;补养药需要用文火(小火)慢煎,时间宜长,煮沸后需要再煎40~60分钟;其他类中药一般煎半小时左右。

几种中药的特殊煎法

还有一些中药需要用特殊煎法,需要注意,主要有先煎、后下、包煎、冲服、溶化。

先煎	一些矿物、贝壳类药材的有效成分难溶于水,如磁石、龙骨、石决明,应打碎先煎,煮沸20 ~ 30分钟,再下其他药物同煎,以使有效成分充分析出。还有一类是毒性药物,主要是乌头类的制附子、制川乌,要先煎1小时以上,因为久煎可以降低其毒性。
后下	一些气味芳香的药物,如薄荷、砂仁、白豆蔻等,须在汤药煎好前5 ~ 10分钟放入。此外,有些药物久煎会影响疗效,如钩藤、大黄等。
包煎	一些黏性强、粉末状、带有绒毛的药物,如旋覆花、车前子等,宜先用纱布袋装好,以防止药液混浊及沉于锅底,或刺激咽喉引起咳嗽。

| 冲服 | 某些贵重药材,如牛黄、羚羊角、三七、琥珀等,用量较轻,为防止散失,需要研成细末、制成散剂,用温开水或药液冲服。 |
| 溶化 | 溶化又称烊化,主要指将某些胶类药物,如阿胶、鹿角胶等,放入煎好的药液,加热溶化后再服用。 |

煎汤药的确有些麻烦,但为了更好地发挥中药的疗效,我们还是要认真做好。

■ 不同中药剂型的服用方法有哪些区别?需要注意哪些问题?

中药有很多剂型,它们的服用方法各有不同,具体如下:

汤剂	汤剂一般每日1剂,煎两次分服,两次的间隔时间为4~6小时。临床用药时,可根据病情增减,如急性病、热性病,可每日2剂。一般来讲,某些对胃肠有刺激的药物宜饭后服;补益药多滋腻碍胃,宜空腹服;安神药宜睡前服;如病在胸腹以上,如眩晕、头痛、目疾等,宜饭后服;如病在胸腹以下,如胃病、肝病、肾病,宜饭前服。慢性病定时服;急性病、呕吐、咽喉病等医嘱煎汤代茶饮的,可以不定时服,一般宜温服。解表药要偏热服,服后还需盖好衣被,或进热粥,以助汗出。寒证用热性药宜热服,热证用寒凉药宜冷服。
丸剂	丸剂颗粒较小者,可直接用温开水送服;大蜜丸者,可以分成小粒吞服;水丸质硬者,可用开水溶化后服。
散剂、粉剂	散剂、粉剂可直接用温水送服。一些有刺激性的散剂、粉剂,可以用蜂蜜调和送服,或装入胶囊吞服,避免直接吞服而刺激咽喉。
膏剂	膏剂宜用开水冲服,尽量不要直接倒入口中吞咽,以免黏喉而引起呕吐。
冲剂、糖浆剂	冲剂宜用开水冲服;糖浆剂可以直接吞服。

中成药内服,除了用白开水送服,也可用其他液体送服。

1 **黄酒送服**

治疗气血虚弱、机体虚寒、气滞血瘀、风湿痹证等疾病的中成药,有的药品说明书上注明用黄酒送服,如跌打丸、七厘散、治伤散、云南白药、大活络丹、华佗再造丸、小金丹等。

2 **姜汤送服**

此法即用生姜煎汤送服药物。凡治疗风寒表证、肺寒、脾胃虚寒等证的药物皆可用姜汤送服,如藿香正气片、保济丸、感冒冲剂、午时茶等。

3 **淡盐水送服**

凡治疗肾亏、肾虚及下焦疾病的成药,以淡盐水送服为佳,如六味地黄丸、青娥丸、补肾强身胶囊、大补阴丸等。

■ 哪些中药可以泡水喝?

有些中药不需要煎煮,可以像泡茶一样直接泡水喝,叫作"代茶饮"。中药代茶饮,是指将中草药与茶叶配用,或单独以中草药冲泡,然后像喝茶一样饮用。

中药代茶饮可据病情的需要辨证组方、随症加减,既保持了中医汤剂辨证论治、加减灵活的特色,又克服了传统汤剂煎煮麻烦、携带不便等缺点。将中药以沸水冲泡或稍加煎煮后饮用,避免了汤剂因为煎煮时间较长,造成某些药物尤其是芳香类药物有效成分的损失。薄荷、藿香、香薷、青蒿、金银花等芳香类含挥发油多的药物,做药茶尤为适宜。

中药代茶饮所用药品一般药性平和,并且味多甘淡,或为微苦微寒之品,既有除疾调理之功,又无味苦难咽之弊。代茶饮所用中药,多为具有解表、清热、止嗽、除湿、和胃、消导等作用的药物。中药代茶饮用量轻,宜频服,并且药性平和,无损胃气,故可长期服用,缓图其效,以和脏腑,尤其适于慢性病的治疗及对机体功能的调整。

中药代茶饮使用方便,特别适用于日常保健,常用的药食同源代茶饮的品种有小蓟、山楂、乌梅、甘草、龙眼肉、决明子、佛手、罗汉果、金银花、枸杞子、桔梗、荷叶、淡竹叶、菊花、黄精、紫苏、槐花、蒲公英、白茅根、芦根、橘皮、薄荷、藿香、人参、玫瑰花、夏枯草、西红花、铁皮石斛、西洋参、黄芪等。

■ 哪些中药适合足浴?

中药足浴是中医传统疗法药浴的一部分,属于外治法。中医经典著作《黄帝内经》中就有关于药浴的记载。中药足浴是利用中药配方熬成中药水来泡脚,中药成分在热水的热力帮助下,渗透进皮肤,被足部毛细血管吸收,达到调理身体、治疗疾病的效果。中药足浴可以治疗很多疾病,如失眠、高血压、糖尿病、风寒感冒、虚寒腹泻、腰腿疼痛、手足寒冷等。

足浴要特别注意以下两个问题:首先,水温不是越烫越好。过高的温度会烫伤皮肤,同时使血液循环突然加快,造成血液上冲,引起不适,甚至使人出现虚脱,40℃左右为较适宜的水温。第二,足浴时间不是越长越好,一般泡40分钟即可,这段时间可以让足部毛细血管吸收足够的有效中药成分,足浴时间太长容易使人冒大汗,汗液流失过多对心脏是有损害的。

用中药足浴时,要选择合适的中药,常用的足浴中药有艾叶、红花、生姜、伸筋草等。

艾叶	有温经、散寒、止痛的作用,外用能祛湿止痒。寒湿重的人,每周可以用艾叶水足浴一两次。艾叶足浴具有理气血、逐寒湿、改善睡眠、温经通络的功效。另外,艾叶能杀虫止痒,加入一些姜还可以治疗感冒、缓解关节疼痛等。
红花	有活血通经、祛瘀止痛的功效。在冬季皮肤容易发生冻疮和皲裂的人,应该从秋季就开始用红花足浴,可以起到很好的预防作用。用30~50g干艾叶和10~15g红花同时煮水足浴,还可以改善血液循环,预防静脉曲张和末梢神经炎。红花与桃仁、当归、川芎、赤芍等同用,称为桃红四物汤,可以破血瘀,不但可以滋补血气,还可帮助治疗头晕目眩、月经不调等症。

生姜	味辛,微温。归肺、脾、胃经。可解表散寒、温中止呕、化痰止咳。其实,用生姜水足浴也能达到同样的效果。生姜1块,红花10g,同时放入水中煮沸,然后待温度适宜时足浴,可以驱寒活血。
伸筋草	味辛,气温,入肝经。祛风散寒、除湿消肿、舒筋活络。用于风寒湿痹、筋脉拘挛疼痛,外用可治疗跌打扭伤肿痛。伸筋草多配桂枝、红花、桃仁等活血通络药。

■ 中药大黄只是一种泻药吗?

历史上曾经流传着一句俗语:"大黄救人无功,人参杀人无过。"这句话一方面说明人们普遍存在喜欢补药、讨厌泻药的心理,另一方面说明人们已经对大黄形成一个刻板的印象——泻药。然而,大黄是一味常用的中药,它的功效有很多,可以用于治疗多种疾病,不能简单地称之为一种泻药。

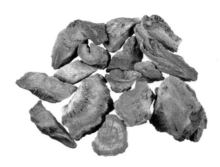

大黄

大黄的功效包括泻下攻积、清热泻火、凉血解毒、逐瘀通经、利湿退黄等。中药里很多药材都具有多种功效,可以用于治疗多种疾病,这也是中药可以灵活应用的特色。很多高水平的中医都有自己善用的药物体系,我们在看中医处方时,不可生搬硬套地分析其功效,而要看它们相互的配合作用。

大黄有较强的泻下作用。中医认为,大黄能荡涤肠胃、推陈致新,是治疗积滞便秘之要药,最适合治疗实热便秘。大黄、芒硝、厚朴、枳实组成的大承气汤是代表方剂,小剂量的大黄与火麻仁、杏仁、蜂蜜等润肠药同用,则泻下力缓和,例如,麻子仁丸适用于治疗老年人肠燥便秘。

大黄具有清热泻火、凉血止血的作用,常与黄连、黄芩同用,治疗各种"上火"之类的疾病。我们平时常用的中成药黄连上清片、牛黄解毒丸等都含有大黄。大黄还可以治疗疮疡、烧烫伤,而且内服外用均可。大黄内服能清热解毒,还可以通过其泻下作用使热毒下泄。大黄外用能治疗热毒痈肿。

大黄还有较好的活血、逐瘀、通经作用,其既可下瘀血,又能清瘀热,为治疗瘀血证的常用药物,如桃核承气汤。大黄还可以治疗湿热痢疾、黄疸、淋证。若要治疗肠道湿热积滞的痢疾,单用一味大黄即可见效。

■ 玫瑰花和月季花都可以入药,它们如何区分?

玫瑰花和月季花都具有很高的药用价值,两种药材外形比较相似,容易混淆,但功效有所区别,不能随意代替使用。

玫瑰花色艳清香,常令观赏者流连徘徊,故又称"徘徊花",入药为蔷薇科植物玫瑰的花蕾。玫瑰花不仅有观赏价值,也具有很高的药用价值。其性温,味甘微苦,入肝、脾二经。玫瑰花具有行气解郁、和血止痛的功效,主治肝胃气痛、食少呕恶、月经不调、跌扑伤痛等症。

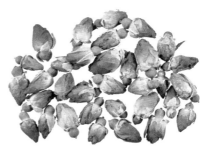

玫瑰花

月季花为六大名花之一,又称月月红、四季花。其花期绵长,怒放的鲜花千姿百态,红、紫、白、粉等颜色交相辉映,黄色的花蕊、绿色的花萼点缀其间,馥郁芳香,沁人心肺。月季花每年夏、秋季采摘,

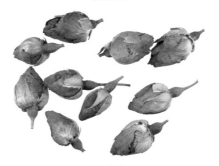

月季花

将半开的花朵晾干或用微火烘干即可入药。其性温、味甘,具有活血调经的功效,常用于治疗月经不调、痛经闭经等症。

玫瑰花和月季花的性状有相同之处,又各具特征,仔细观察即可区别。比较明显的特征是玫瑰花的花托呈半球形,月季花的花托为长圆形;玫瑰花的花梗有绒毛,月季花没有绒毛;玫瑰花芳香浓郁,月季花虽有清香气,但是没有芳香浓郁的味道。

玫瑰花和月季花可以做药膳,下面简单介绍两种。

二花调经茶	玫瑰花、月季花各10g,红茶3g,以沸水冲泡,加盖10分钟,即可饮用。每日1剂,在经行前几天服用最好。此茶主治气滞血瘀所致的痛经、经闭,或经色暗、有血块等。
玫瑰花粥	将糯米熬成粥,粥熟后加入适量玫瑰花蕾,待粥熬成粉红色即可食用。常食玫瑰花粥,可使皮肤更加细腻紧致,还可治疗因气郁引起的胃痛,有镇静、安抚、抗抑郁作用。

■ 处方中常出现苍术和白术,它们的功效是一样的吗?

苍术和白术,在《神农本草经》中称为"术",列为上品。当时还未有苍术与白术的区别,直到南北朝时陶弘景在《本草经集注》中提出:"术乃有两种:白术叶大有毛而作桠,根甜而少膏,可作丸散用;赤术(现称为苍术)叶细而无桠,根小苦而有膏,可作煎用。"古人逐渐发现了"术",才有了苍术和白术之分,也发现了它们在功效上有所不同。

苍术与白术,虽然名称相近,均具有健脾与燥湿两种功效,但在用药时还是有所区别的。首先,苍术属于化湿药,而白术属于补气药,通过这个分类,我们就知道它们的主要功效是不同的,苍术主要是燥湿健脾,白术主要是益气健脾。

苍术除了燥湿健脾的功效外,还有祛风散寒、明目的功效,用于治疗湿阻中焦、脘腹胀满、泄泻、水肿、风湿痹痛、风寒感冒、夜盲、眼目昏涩。白术除了益气健脾的功效外,也可以化湿利水、止汗、安胎等,用于治疗脾虚食少、腹胀泄泻、水肿、自汗、胎动不安。

苍术与白术两者同为脾胃经要药,均能燥湿健脾。在一些方剂中,苍术与白术经常配伍使用,例如,实脾散,由苍术、白术二药相伍,一散一补,互为促进,使中焦得健,脾胃纳运如常,水湿得以运化,共奏补脾益气、运脾燥湿之功。

中药里还有很多类似于白术、苍术的情况,如白芍、赤芍和天冬、麦冬。它们是中药里的兄弟姐妹,虽然有很多相似的地方,但在治疗疾病上各有所长,不可随意替代使用。

■ 你知道哪种植物身上有11种中药材吗？

植物是中药材的主要来源，一种植物的不同部位都可以入药的情况并不少见。荷花学名为"莲"，它几乎全身都可以药用，而且功效各不相同，下面我们就来梳理一下。

荷叶	荷叶即莲的叶片，味苦性平。善解暑热还可升发清阳，常用于治疗暑热口渴、胸闷头胀等症。荷叶还具有降脂作用，大多数减肥降脂的药茶中都有荷叶的身影。
荷梗	荷梗即荷叶柄，味苦性平。功效为宽胸通气、解暑除烦，常用于夏季暑湿温热、胸闷不畅等症。
荷蒂	荷蒂即荷叶中央连接荷梗的部分，性平味苦，为妇科良药，能和胃安胎，止血、止带，可用于治疗胎动不安及崩漏带下等症。
莲子	莲子即莲的种子，味甘涩，性平。生则养胃清心，熟则厚肠固肾，有收敛、镇静和滋养功效。常用于治疗心悸、虚烦失眠等症。
莲子心	莲子心即莲子中的干燥幼叶及胚根。味苦性寒，清心祛热，安神止渴。主要用于治疗温病神昏、心烦口渴。现代研究发现其有降血压的作用，可以代茶饮。
莲衣	莲衣是莲子的种皮，味涩微苦，性平。归心、脾经，有收涩止血的功效，主治吐血、鼻出血、下血。
石莲子	石莲子又叫甜石莲，是秋季采集的老莲实，色黑，坚硬如石，性寒味苦，能健脾胃、除湿热，开胃进食。
荷花	荷花入药的是未开的花蕾，味甘，性温，入肝经、心经，有活血止血、祛湿消风的功效。现代研究发现荷花有清除氧自由基的作用，常常用于制作一些与美容相关的产品。
莲须	莲须即莲的雄蕊，味甘涩，性微温，有益肾固精和止血的作用。常用于治疗梦遗、滑精、吐血、崩漏等症。莲须收涩力强，久服易引起大便秘结。

莲房	莲房也就是莲蓬壳,味苦而涩,性温。功能为化瘀止血。常用于治疗女性崩漏下血、尿血等症。炒焦用能增强止血效能。外用烧灰存性。
藕节	藕节为莲干燥根的茎节部,味甘、涩,性平,归肝、肺、胃经。作用为收敛止血、化瘀。一般用于出血症,很多民间验方用藕节止血,也可以炒炭使用,止血效果更佳。

■ 六神曲是什么药? 适合治疗哪类消化不良?

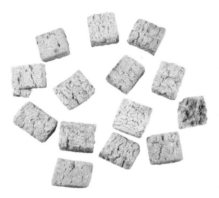

六神曲

六神曲是一种中药,具有健脾和胃、消食调中的功效,用于治疗饮食停滞、胸痞腹胀、呕吐泻痢、小儿食积。生品健脾开胃,并有发散作用,常用于治疗感冒、食滞。炒后以治疗醒脾和胃为主,用于治疗食积不化、脘腹胀满、不思饮食、肠鸣泄泻等。炒焦后消食化积力强,以治食积泄泻为主。

六神曲这个名字很有意思,它是怎么来的呢? 过去,在药行中,六月六这一天是"踩神曲"的日子,也就是制作六神曲的日子。国医大师金世元教授曾讲过:"相传六月六这一天,青龙、白虎、朱雀、玄武、螣蛇、勾陈,六大神仙下凡,六神聚首,此时制作的六神曲疗效不同凡响。"六神曲的"六神"指的就是这6位神仙。顾名思义,六神曲是小麦粉和赤小豆、青蒿、辣蓼、苍耳秧、苦杏仁5种药品混合后经发酵而成的加工品,全国各地均产,但处方及制法多有差异。六神曲为1~1.5cm的类方形小块儿,或直径1cm的类球形,呈黄白色或浅黄棕色,质较硬,有酵香气。常用的中成药保和丸、小儿化食丸、启脾丸中都用到了六神曲。

六神曲中主要含有酵母菌、淀粉酶、维生素B复合体、麦角甾醇、蛋白质及脂肪、挥发油等成分。六神曲中含有的淀粉酶能够促进淀粉分解,改善消化功能。六神曲中含有的酵母菌、维生素B,能够增进食欲,维持正常的消化功能。但需要注意的是,脾阴不足、胃火盛者,需要滋阴、清胃热,六神曲性温,使用六神曲容易加重症状;胃酸过多者用六神曲后,有泛酸、嗳酸的倾向,故不宜使用。

■ 活血化瘀药的使用应注意哪些问题?

中药里的活血化瘀药是指有疏通血脉、促进血行、消散瘀血作用的药物,又可分为活血止痛药、活血调经药、活血疗伤药等。当前,随着人们生活水平的提高,营养过剩的人越来越多,心脑血管疾病的发病率也逐年升高,使活血化瘀药的使用呈现逐步增加的趋势。本类药物性味多辛温,辛能散瘀化滞,温可通行血脉、促进血行,临床使用特别广泛,但是,活血化瘀药在使用时也要注意一些问题。

活血化瘀药中有一部分为妊娠禁忌药,这些药有的能活血通经,有的还可以堕胎、催产,故女性月经过多,或血虚无滞导致的经闭及妊娠期,均当慎用或忌用。活血药常常有伤血、耗血的问题,所以在实际使用的时候,必须注意用量、疗程,不能用得过多、过久,可以适当配伍补血药同用。

患者在服用活血化瘀药期间,饮食方面也应该注意,不要服用酸、寒、苦、辣的食物。吃活血化瘀中药的时候,不要擅自增加用药的剂量、服药的次数,要根据医嘱服药。使用活血化瘀药要按疗程进行治疗,不可操之过急,否则会给身体带来负面影响。

■ 哪些中药适合泡酒? 要注意什么?

用中药泡酒属于"酒剂",在我国有几千年的历史。许多中药都可以泡酒服用,总体来说,补益类、祛风湿类的中药比较适合泡成药酒。酒浸泡的药物不同,产生的功效也不相同。酒为百药之长(zhǎng),用酒浸药,不仅能溶解药物中的有效成分,使之易于吸收,还由于酒性善行,能宣通血脉,借以引导药物的效能到达需要治疗的部位。

补益类中药泡酒主要有人参泡酒、鹿茸泡酒等。人参泡酒的功效主要是补气安神;鹿茸泡酒的功效主要是补阳气、强筋健骨。祛风湿类中药泡酒可以增强祛风湿药的作用,因为酒本身具有散寒滞、通经络、行血脉的作用。

中药泡酒时要注意一些问题。首先,酒的度数不能低于50°,因为高度酒可以防止药物变质,利于保存。其次,泡酒的时间不是越长越好,因为时间长了,酒精容易挥发,酒精的浓度就会降低,不利于储存药酒。药酒打开后要尽快喝完,不要时间过长。泡酒的中药材一定要清理干净,不洁净的药材不利于药酒的保存。

虽然用中药泡酒喝能起到强身健体的功效,但并不是所有人都适合喝药酒。我们要记住,药酒是药也是酒,首先,对酒精过敏的人不宜使用,心血管疾病、糖尿病、消化系统疾病以及肝肾疾病的患者也不宜饮用药酒,处于妊娠期、哺乳期的女性一样不适合喝药酒。喝药酒切不可过量,那些以保健为借口的过酒瘾行为是万万不可取的。

■ 当归不同的部位、不同的炮制方式,作用有什么区别?

当归是制作滋补药膳的常用中药,用当归、黄芪等一起煲汤,可以补气养血、增强免疫力。当归的功效有补血活血、调经止痛、润肠通便,用于血虚萎黄、眩晕心悸、月经不调、经闭痛经、虚寒腹痛、风湿痹痛、跌扑损伤、痈疽疮疡、肠燥便秘等。当归也被誉为"妇科圣药"。当归的入药部位是根,但是,当归根的不同部位,功效有所区别:归头指根的上端,作用偏于补血、止血,可以用于治疗血虚、崩漏等出血证;归身指主根,作用偏于补血、养血,多用于治疗女性血虚、血亏;归尾指支根,作用偏于破血,有活血祛瘀的作用;全归指根的全体。

当归的炮制品也有许多,如酒当归、土炒当归、当归炭等。

酒当归	活血通经、祛瘀止痛作用增强。用于经闭痛经、风湿痹痛、跌打损伤、瘀血肿痛。
土炒当归	既能增强入脾补血作用,又能缓和油润而不滑肠,可治血虚便溏、腹中时痛。
当归炭	以和血、止血为主。用于崩中漏下、月经过多。

患者可以根据病情,选择不同的用药部位或者炮制品种,以期达到更好的治疗效果。中药里类似的情况有很多,所以,我们在用药时除了要注意药名,还要注意它们的不同规格。

■ 中药鹿角、鹿角胶与鹿角霜有什么区别?

我们知道,鹿茸是一种名贵的中药。鹿茸是雄鹿密生茸毛的未骨化幼角,那么,如果鹿茸长成鹿角,是不是就没有药用价值了呢?其实,鹿角也可以入药,而且能加工成3种药材,即中药鹿角、鹿角胶和鹿角霜,那么,这3种出自鹿角的中药有什么区别呢?

中药鹿角	鹿角为鹿科动物马鹿或梅花鹿已骨化的角,或锯茸后翌年春季脱落的角基,分别习称"马鹿角""梅花鹿角""鹿角脱盘"。其功效为温肾阳、强筋骨、行血消肿,用于治疗肾阳不足、阳痿遗精、腰脊冷痛、阴疽疮疡、乳痈初起、瘀血肿痛等。一般切片使用,在煎煮时与其他药共煮或者另煎。
鹿角胶	鹿角胶为鹿角经水煎煮、浓缩制成的固体胶,呈扁方形块或丁状,黄棕色或红棕色,半透明,有的上部有黄白色泡沫层。温补肝肾,益精养血。用于治疗肝肾不足所致的腰膝酸冷、阳痿遗精、虚劳羸瘦、崩漏下血、便血尿血、阴疽肿痛等。
鹿角霜	鹿角霜为鹿角去胶质的角块。将骨化角熬去胶质,取出角块,干燥。呈长圆柱形或不规则的块状,大小不一。温肾助阳,收敛止血。用于治疗脾肾阳虚、白带过多、遗尿尿频、崩漏下血、疮疡不敛。

中药鹿角、鹿角胶、鹿角霜的功效有所区别。中药鹿角以温补肾阳、强筋健骨为主。鹿角胶除了温补肝肾,还有益精养血的作用。而鹿角霜除了温肾助阳,又增加了收敛止血的功效。所以,三者无论从制法、功效、应用方面都是不相同的,使用时应加以区分。

■ 服用三七粉要注意什么？

《本草纲目拾遗》中记载："人参补气第一，三七补血第一，味同而功亦等，故称人参三七，为中药中之最珍贵者。"中成药"云南白药"和"片仔癀"就是以三七为主要原料制成的。

三七具有"止血不留瘀，化瘀不伤正"的美名，是理血的要药。三七的水溶性成分三七素，是从三七根中分离出的一种特殊的氨基酸，它能缩短凝血时间，使血小板数量显著增加。三七总皂苷是三七的主要药理活性成分，具有明显的抗凝、抑制血小板聚集作用，这表明三七能够影响止血和活血过程，具有改善微循环、抗血栓形成等作用。三七具有止血、活血、补血三重功效。一般情况下，三七总皂苷会发挥活血功效；特殊情况下，当机体出现组织创伤、出血时，三七素能发挥止血作用。这就是三七的神奇之处。

三七有明显扩张血管、减少冠状动脉阻力、增加冠状动脉流量、改善冠状动脉微循环、增加心肌血流量的作用，同时，能降低动脉压，略减心率，减少心肌的耗氧量，具有降血压、脑损伤保护、改善脑梗死症状等作用，用于治疗心肌缺血、心绞痛及休克、脑血管病后遗症等。服用三七粉要注意以下几点：

1 女性在妊娠期间禁止服用三七粉；月经期间慎用。

2 风热感冒则不宜服。

3 长期服用请勿过量。一般正常体质的人，服用三七粉的一日总量为10g左右，分2~3次服用。

4 早起用温开水送服三七粉3g左右，有增强免疫力、抗衰老等功效。

5 最好在饭前服用，有助于改善睡眠。如在饭后服用，则不要超过3g。服用三七粉容易口渴，还有兴奋作用，尽量不要在睡前服用。

■ 砂仁被称为"醒脾调胃之要药",它为何如此重要?

砂仁是一种常用的中药,也是一种常用的香料,常用于炖、卤肉制品。砂仁气味芳香,辛散温通,主要功效是化湿开胃、温中止泻、理气安胎。砂仁功效突出,应用十分广泛。

砂仁主治湿阻或气滞所导致的脘腹胀痛等脾胃不和病证,对寒湿气滞最为适宜,常与厚朴、陈皮、枳实等同用。若与木香、枳实同用,可治疗脾胃气滞,如香砂枳术丸;若配健脾益气的党参、白术、茯苓等,可用于治疗脾胃气虚、痰阻气滞,如香砂六君子汤。

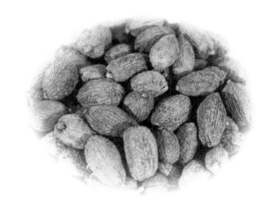

砂仁

砂仁还善于温中暖胃,以止呕、止泻,治疗脾胃虚寒、呕吐泄泻。

除了以上作用,砂仁还能行气和中而止呕安胎。若妊娠呕逆不能食,可单用,或与紫苏梗、白术等配伍使用;若与人参、白术、熟地等配伍,可以起到益气、养血、安胎的作用,用于治疗气血不足、胎动不安,如泰山磐石散。

现代药理研究表明,砂仁煎剂可增强胃功能,促进消化液的分泌,可促进肠道运动,排出消化道内的积气,起到帮助消化的作用,消除肠胀气症状。砂仁在调理脾胃方面有突出的功效和良好的治疗作用,所以被称为"醒脾调胃之要药",我们在调理脾胃的处方里常常可以见到砂仁的字眼。砂仁用于汤剂中时需要后下,在其他药煎煮一段时间后,关火前5~10分钟时再放入,以免砂仁中的芳香成分散失过多,影响药物的疗效。

■ 为什么治疗心脏疾病的很多中成药里都有丹参?

当前,心血管疾病在我国呈现一种高发态势,常见于老年患者,如冠状动脉粥样硬化性心脏病。治疗这类疾病的中成药也有很多,例如,复方丹参滴丸、参松养心胶囊等,这些中成药的共同点是都含有丹参这味中药。那么,为什么治疗心脏疾病的很多中成药中都含有丹参呢?

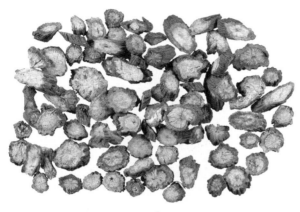

丹参

中医理论认为,丹参入心肝血分,性善通行,能活血化瘀、通经止痛,为治疗血瘀证的要药,可以治疗血瘀、胸痹、心痛等,治疗瘀阻心脉、胸痹心痛,常配伍檀香、砂仁等,如丹参饮。除此之外,丹参性寒,有清心凉血、除烦安神之功,可以治疗心烦不眠,治疗热入营血、高热神昏、烦躁不寐,常配伍生地、玄参,如清营汤;治疗心血不足之心悸、失眠,常配伍酸枣仁、柏子仁、五味子等药,如天王补心丹。

丹参主要含有丹参酮类成分和丹酚酸类成分。丹参能抗心律失常、扩张冠状动脉、增加冠状动脉血流量、调节血脂、抗动脉粥样硬化;能改善微循环、提高耐缺氧能力、保护心肌;可扩张血管、降低血压;能降低血液黏度、抑制血小板聚集、对抗血栓形成。

无论是传统的中医理论,还是现代药理研究,都证明丹参对心血管系统疾病有很好的治疗作用,治疗心血管疾病的很多中成药里都含有丹参。

■ 鲜地黄、生地黄与熟地黄有什么区别?

地黄是一种常用的中药,也是著名的"四大怀药"之一,但是,在临床使用时,会有鲜地黄、生地黄和熟地黄之分,那么,它们究竟有什么不同呢?

鲜地黄、生地黄、熟地黄来源于同一种药材,但是炮制方法不同。鲜地黄是在秋季采挖后,除去非药用部位和泥沙,鲜用。生地黄是将地黄缓缓烘焙至八成干。熟地黄是由生地黄经蒸制得到的。

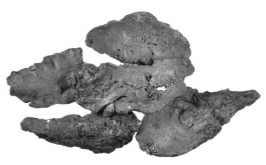

生地黄

这3种药材的功效及应用是有区别的。鲜地黄味甘、苦,性寒,具有清热生津、凉血、止血的功效,用于热病伤阴、舌绛烦渴、温毒发斑、吐血、鼻出血、咽喉肿痛。生地黄味甘、性寒,具有清热凉血、养阴生津的功效,用于热入营血、温毒发斑、吐血、鼻出血、热病伤阴、舌绛烦渴、津伤便秘、阴虚发热、骨蒸劳热、内热消渴。熟地黄的药性由寒转温,味由苦转甜,功能由清转补,味甘、性微温,具有补血滋阴、益精填髓的功效,用于血虚萎黄、心悸怔忡、月经不调、崩漏下血、肝

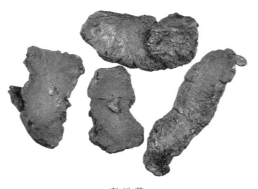

熟地黄

肾阴虚、腰膝酸软、骨蒸潮热、盗汗遗精、内热消渴、眩晕、耳鸣、须发早白。

总体来说,血热阴亏而热盛者可以选用鲜地黄,虽滋阴力较弱,但是长于清热凉血、生津止渴。如果治疗热入营血、热病伤阴、阴虚发热之证,可以用生地黄,滋阴之力强于鲜地黄,但是弱于熟地黄。如果治疗血虚证或者肝肾亏虚证,可以选择使用熟地黄补血滋阴。

■ 为什么中药处方里经常会出现甘草?

中药方剂配伍并非简单地堆砌药物,而是遵循方剂的配伍原则。中药方剂配伍讲究"君""臣""佐""使"。君药就是针对主病或主证起主要治疗作用的药物,在方剂中不可缺少。臣药在方剂中对君药起辅助作用。佐药有很多作用,可以辅助君药、臣药起治疗作用,也可以消除或者减弱君药、臣药的毒性,还可以防止病重邪甚而出现拒药。使药的作用是引导方中诸药到达病所,或者调和方中诸药。

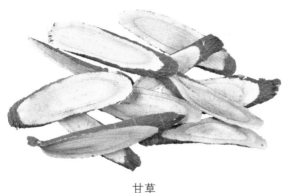

甘草

中药甘草味甘性平,药性和缓,与寒热补泻各类药物同用,能缓和烈性或减轻毒性作用,有调和百药之功。例如,白虎汤中甘草与石膏、知母同用,以防寒凉伤胃;四逆汤中与附子、干姜同用,以防温燥伤阴,并可降低附子的毒性;调胃承气汤中与大黄、芒硝同用,以缓其峻下之势,使泻不伤正,并缓和大黄、芒硝刺激胃肠引起的腹痛;半夏泻心汤中与黄芩、黄连、干姜、半夏等同用,能协调寒热、平调升降。

甘草除了调和诸药外,还可以补脾益气、清热解毒、祛痰止咳、缓急止痛,可以治疗脾胃虚弱、倦怠乏力、心气不足、心悸气短、脉结代、痈肿疮毒、咽喉肿痛、咳嗽痰多、脘腹和四肢挛急疼痛,例如,四君子汤、炙甘草汤、桔梗汤、麻杏石甘汤、芍药甘草汤等。

正是因为甘草的这些功效及其在方剂中的重要作用,中药处方中总是能见到这味中药。

■ 石斛是什么药？为什么这么昂贵？

石斛别称"神仙草"，在《黄帝内经》中称为"灵兰"，在《本草纲目》中也有收载。近年来，石斛也是大众特别喜欢的保健产品，在市场上需求大于供给，所以价格一直在上涨。那么，石斛是不是徒有虚名呢？

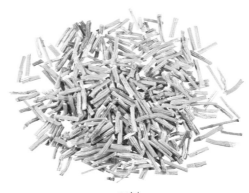

石斛

石斛为兰科植物金钗石斛、霍山石斛、鼓槌石斛或流苏石斛的栽培品及其同属植物近似种的新鲜或干燥茎。其功效为益胃生津、滋阴清热，可用于治疗热病津伤、口干烦渴、胃阴不足、食少干呕、病后虚热不退、阴虚火旺、骨蒸劳热、目暗不明、筋骨痿软。因为石斛的滋阴效果非常显著，所以可以广泛用于各种阴虚证，尤其是人到中年以后，人体阴液衰弱，因此，服用石斛有特别好的滋阴作用。

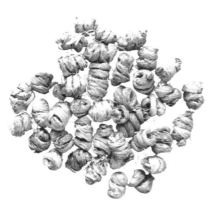

铁皮石斛

在现代药理研究中，石斛水煎液能促进胃酸的分泌和胃蛋白酶的排出量，可兴奋肠管，调节胃肠功能，可以降低或逆转白内障晶状体的混浊度，抗肿瘤、降低血液黏度、抑制血栓形成，还可以降血糖、抗氧化等。还有一种铁皮石斛，功效与石斛相同，价格相对较高。

石斛因为人工培育难度大、成活率低，所以还是依赖于野生。石斛的野生环境一般都是悬崖峭壁、树干、树枝或岩石缝中，所以采挖比较困难。因为有市场需求，资源又相对匮乏，所以石斛的价格一直在上涨。近年来，石斛的栽培技术有了很大的进步，价格有所回落。

■ 天麻为什么从名贵中药渐渐变成普通中药?

天麻在古代一直是非常名贵的药材,这和它特殊的生长习性有关。天麻长期以来不能实现人工栽培,其种子细如粉状、轻似绒毛,成熟种子随风飘散,不易收集,故有"天麻天麻,天生之麻,神仙播种,深山发芽"的说法。李时珍在《本草纲目》里把天麻说成"此物天赐,为仙人行迹失掉缠足之麻",可见,古人一直认为,天麻是一种可遇而不可求的神奇物种。天麻本身无根,不能吸收土壤中的营养和水分,是一种需要与真菌共生的植物。天麻的地上部分没有叶绿素,不能进行光合作用,主要依靠自身的一种溶菌素溶

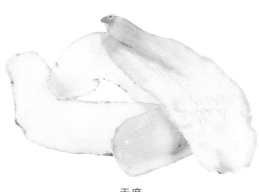

天麻

解、吸收浸入体内的蜜环菌而生长。古代人的认知水平有限,无法发现这些特性,所以认为它是"天生之麻"。直到20世纪60年代,我国专家研究天麻的人工栽培技术获得成功,天麻开始大面积人工栽培,这种神奇而名贵的中药才得以进入寻常百姓家。

天麻味甘性平,具有息风止痉、平抑肝阳、祛风通络的作用,主治肝风内动引起的头痛、眩晕、肢体麻木、小儿惊风、破伤风、风湿痹痛等症。现代主要用天麻治疗高血压、神经衰弱等引起的头晕等症。

天麻是卫健委公布的可以制作保健食品的中药之一,但不属于既是食品又是药品的药食同源品种,也就是说,它是一种药品,如果使用不当,会产生一些不良后果。天麻主要治疗肝风内动引起的头晕,对其他类型的头晕并不适用。天麻的每日用量不宜超过10g,过量使用会过分抑制神经系统,甚至引起中毒。此外,部分人群对天麻有过敏反应,不宜使用天麻。

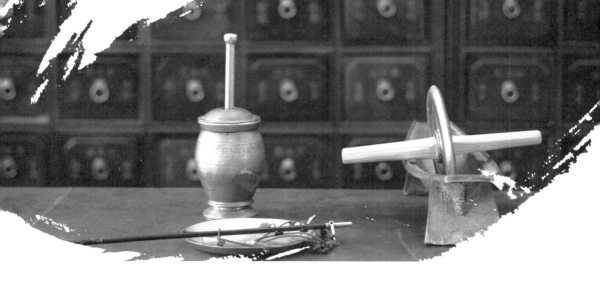

第二章 合理使用中成药

■ 什么是中成药?

中成药是以中药材为原料,在中医药理论的指导下,为了预防及治疗疾病,按规定的处方和制剂工艺将其加工制成一定剂型的中药制品。中成药是祖国医药遗产的重要组成部分,历代医药典籍中记载的方剂,经过历代医家不断应用、积累、补充、筛选和演变发展,形成了今天丰富多彩的中成药。

中成药的命名方式沿袭了传统方剂的命名法,即以几种主要药物的名称为中成药命名,一般由体现方药特征与表示剂型的两部分组成,如连花清瘟胶囊。那些由经典方剂研制的中成药多采用原来方剂的命名,如六味地黄丸。

中成药具有性质稳定、疗效确切、毒性作用相对较小,服用、携带、贮藏保管方便等特点。中成药按功用分类,便于临床应用,如解表类、止咳祛痰类、清热降火类、调肝理气类、祛暑类等;按治疗病症分类也便于临床应用,如感冒类、咳嗽类、头痛类、胃痛类、便秘类、腹泻类等;按剂型分类,便于经营保管,其有着丰富的剂型,传统的剂型有丸、散、膏、丹、酒、茶、锭等。随着现代科学技术的发展,中成药剂型的研究也不断取得进展,除了对传统剂型进行整理和提高,出现了浓缩丸、胶囊剂、微丸、口服液等剂型外,新的剂型不断出现,有片剂、注射剂、颗粒剂、滴丸等。目前在我国正式生产使用的中成药剂型已有40多种。

■ 中成药药盒上的"OTC"是什么意思?

OTC 的中文名称是"非处方药",此类药在美国又称为柜台发售药品 (over the counter drug,OTC)(简称"OTC"药)。

非处方药是指,为方便公众用药,在保证用药安全的前提下,经国家卫生行政部门规定或审定后,不需要医生或其他医疗专业人员开写处方即可购买的药品,一般公众凭自我判断,按照药品标签及使用说明就可自行使用。这些药品大多用于多发病、常见病,如感冒、咳嗽、消化不良、头痛、发热等的自行诊治。为了保障人民的健康,我国非处方药的包装标签、使用说明书中都标注了警示语,明确规定了药物的使用时间和疗程,并强调了"如症状未缓解或消失,应向医生咨询"。简单来说,OTC 药就是患者可根据需要自行选购的药品。

非处方药是由处方药转变而来的,是经过长期应用、确认有疗效、质量稳定、非医疗专业人员也能安全使用的药物。不过,任何药物都有毒性作用,只是程度不同而已。OTC 药虽然安全性比较高,但也属于药品,使用时最好提前咨询医生或者药师。如果病因不明、病情不清,则不适合使用非处方药物。若用药后不见效或有病情加重的迹象,甚至出现皮疹、瘙痒、高热,以及其他异常现象,应立即停药,去医院诊治。

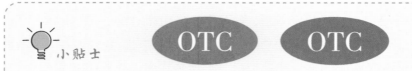

小贴士

在非处方药中还有更细的分类,红底白字的是甲类,绿底白字的是乙类。甲、乙两类 OTC 药虽然都可以从药店购买,但乙类非处方药安全性更高。乙类非处方药除了可以在药店出售,还可以在超市、宾馆、百货商店等处销售。

■ 如何储存、保管中成药?

1 　　首先,应购买信誉可靠的中成药,注意批号、有效期、失效期。不能购买或服用超过有效期或已到失效期的药。贮藏在家庭药箱中的中成药,也应经常检查有效期和失效期。过期的中成药不应服用。

2 　　中成药应贮放在阴凉、干燥处,避免日光直接照射,并应存放于妥当的地方,避免小儿误服。

3 　　贮放的中成药,应尽可能保留说明书或标签。若无说明书,或标签脱落,应及时写清药名、规格、用量、用法及禁忌。对于名称、规格、用量、用法等含糊不清的中成药,切勿贸然使用。

4 　　对于丸剂、片剂、胶囊剂、散剂等中成药,应注意外观质量的变化,如已受潮、裂变,或出现异色斑点、发霉、变质,均不宜服用。

5 　　瓶装的液体或膏状的中成药,如糖浆剂、口服液、露剂、合剂、膏滋剂等容易发霉变质,应当用多少、取多少,一旦倒出,不宜再往回倒入,更不宜含着瓶口直接往嘴里倒药,以避免污染;开瓶后要及时用完,未用完的应放入冰箱低温保存,并在短时间内用完;如遇有酸味、异臭、生霉等变质现象,应立即扔掉。上述液态制剂在贮存中还会发酵变质,并产生大量的气体,故不应长时间存放,以防包装瓶炸裂。

6 　　内服药与外用药应分别贮放,以防误用。有毒成药与贵重成药更应慎重保存,贮放于小儿取不到的地方。

■ 中成药的传统剂型有什么特点?

比较常见的中成药传统剂型有丸、散、膏、丹。

丸剂	丸剂有多种,一般分为蜜丸、水丸、糊丸和蜡丸。蜜丸是以蜂蜜作为赋形剂制成的,具有味甜、柔软、滋润、作用缓、易服用等优点,多用于慢性病及需要滋补的患者。常用的蜜丸如六味地黄丸。水丸是以水作为赋形剂制成的丸剂,具有易崩解、吸收快、药效迅速等优点,多用于一些病程短、病位浅的疾病。常用的水丸如防风通圣丸。糊丸和蜡丸现在很少使用,它们崩解缓慢,一般用来包含刺激性或毒性药物。
散剂	散剂指药材或药材提取物经粉碎、均匀混合制成的粉状制剂。散剂治疗范围广,服用后分散快,奏效迅速,并且具有制作简单、携带方便、节省药材等优点。由于散剂是粉末状,故剂量可视病情的变化随增随减,作用也较丸剂快。不仅如此,散剂还具有覆盖和保护黏膜的作用。散剂分为内服和外用,有些散剂既可内服又可外用,如六一散和七厘散等。
膏剂	膏剂一般分为内服和外用。膏滋为内服膏剂,是将煎出的药液浓缩,然后加入一定量的糖或蜂蜜制成的,具有滋养补虚、润肺止咳及防腐的作用。膏滋剂量小、好服用、易吸收,常用于久病体虚、燥咳劳嗽等的患者,常见的如益母草膏、养阴清肺膏等。由于膏滋可以由医生根据患者的病情、体质,辨证论治开出处方,达到调和阴阳的目的,所以很适合中老年人保健养生和慢性病的治疗。外用的膏剂称为硬膏,也叫膏药,传统的膏药是在植物油中加入药料,熬枯去渣、高温加热后加入樟丹制成的,由于樟丹有毒性和刺激性,所以现在传统的外用膏药已经较少使用了。
丹剂	丹剂源于古代的炼丹术,是指使用矿物加热提炼而成的化合物,如红升丹、白降丹等,由于它们大多是汞、铅、砷等重金属的化合物,毒性比较大,所以现在已经很少使用了。后来,人们也把某些较贵重的药品或有特殊功效的药物剂型叫作"丹",如至宝丹、紫雪丹等。这些"丹"其实属于丸剂或者散剂,它们一般具有剂量小、疗效强、用药贵重的特点。

■ 中成药的现代剂型都有哪些特点？

随着科技的发展,中成药也不满足于丸、散、膏、丹、酒、茶之类的传统剂型,出现了许多现代剂型,将中医药的特点和现代剂型的优势完美结合起来,下面进行简要介绍。

颗粒剂	颗粒剂也称为冲剂,是将中药或者中药的提取物与相应的辅料混合制成的颗粒状制剂。中药颗粒剂一般可以冲到水中饮入,吸收快、显效迅速,携带比较方便,易于保存,溶解和吸收速度较快,其水溶液比较接近传统汤剂,如板蓝根颗粒、感冒清热颗粒等。另外,有单味药的中药配方颗粒,可以像配汤药一样组方治病。
胶囊剂	胶囊剂是将中药药粉或者提取制成的颗粒填装于空心硬质胶囊中。液态提取物可以密封于弹性软质胶囊中而制成固体制剂。胶囊剂可有效掩盖药物的不良气味,利于患者服用,同时可以提高药物的稳定性及生物利用度,如活血止痛胶囊、藿香正气软胶囊等。
片剂	片剂为在药品中加入黏合剂制成的药片,便于患者服用。患者可根据说明书送服或嚼服。常用的片剂如健胃消食片、桑菊感冒片等。
合剂	合剂也称为口服液,是指将药材用水或其他溶剂,采用适宜的方法提取、纯化,经浓缩制成的内服液体制剂。合剂既能保持汤剂的特点,又能避免汤剂临时煎煮的麻烦。常用的合剂如双清合剂、双黄连口服液、清热解毒口服液等。
浓缩丸	浓缩丸是指将药物或部分药物的煎液或提取物浓缩成浸膏,加入辅料或药粉制成的丸剂。浓缩丸体积小,便于服用,利于保存,崩解快,疗效好,如六味地黄浓缩丸。
滴丸	滴丸指药物与基质加热熔融后溶解,液滴收缩冷却成小丸状的制剂,主要供口服使用。滴丸吸收快,生物利用度高,如速效救心丸、丹参滴丸等。

■ 治疗感冒的中成药怎么选?

感冒是一种临床常见的疾病,症状表现以怕冷、发热、头痛、四肢痛、鼻塞声重、打喷嚏、流清涕、咳嗽等为特征,医学上分为普通感冒和由流感病毒引起的流行性感冒。

中医认为感冒是由外邪引起的,根据病情、症状,一般分为风寒感冒、风热感冒、时行感冒、暑湿感冒(详见"藿香正气"部分)、少阳感冒和体虚感冒。

风寒感冒	特点为怕冷较重、发热较轻、头痛无汗、四肢酸痛、鼻塞不通、流清涕、多嚏、说话声音重、咳嗽痰稀、咽痒、舌苔白、脉浮紧等。治法为辛温解表、散风寒。可服用风寒感冒颗粒、感冒清热颗粒、九味羌活颗粒等。
风热感冒	特点为发热较重、怕冷较轻、有汗但不多、头胀痛、四肢酸困、咳嗽痰黄、咽红肿痛、口干欲饮,舌苔薄黄,脉浮数等。治法为辛凉解表、疏散风热。可服用银翘解毒片、桑菊感冒片、双清口服液等。
时行感冒 (流行性感冒)	症状与风热感冒相似,但发病快、病情重、高热、寒战、头痛剧烈、肢体痛、疲倦无力,舌质红、苔黄,脉浮数有力,等。治法为清热解毒、疏风透表。可服用清热解毒口服液、连花清瘟胶囊。
少阳感冒	症见寒热往来、口苦咽干、胸胁苦满、心烦喜呕,舌边尖红、苔薄白,脉弦等。治法为和解少阳。可服用小柴胡颗粒。
体虚感冒	此种感冒属于一般感冒之外的变证,以反复感冒或感冒后缠绵不愈为特征。临床多见气虚感冒和阴虚感冒两型。气虚感冒,多因素体气虚、复感外邪所致,症见恶寒较重、发热、鼻塞、流涕、头痛、无汗、肢体倦怠乏力。治疗以益气解表为主,可服用玉屏风颗粒、参苏丸等。阴虚感冒无相应的中成药,一般在治疗感冒的同时加入玉竹、麦冬等滋阴药。

■ 银翘解毒片和桑菊感冒片有什么区别？

银翘解毒片和桑菊感冒片都是治疗风热感冒的良药。解毒片适用于外感风热表证发热偏重的患者，桑菊感冒片适用于外感风热表证咳嗽偏重的患者。

银翘解毒片是在中医经典名方"银翘散"的基础上加工制成的片剂。其方剂是由芦根、淡竹叶、甘草、连翘、桔梗、荆芥穗、薄荷、牛蒡子、淡豆豉、银花等中药组成。方剂中的银花、连翘是清热解毒良药，常用于治疗热性病初起等症。

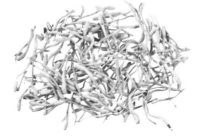

金银花

淡竹叶能清热降火、止渴、除烦，常用于治疗高热所引起的口渴烦躁等症。薄荷、牛蒡子能散风清热、理头风，对外感风热引起的发热头痛、咽痛及痘疹、斑疹等有较好的散发作用；桔梗能宣肺祛痰；荆芥穗能发汗解表，治疗外感风寒所致的头痛等症；甘草补气和中；淡豆豉解表宣肺。由这些药组成的银翘散具有辛凉解表、清热解毒的作用，适用于治疗感冒初起、热毒炽盛者，如恶寒、汗少、头痛、口渴、身紧无力、咽干喉痛、舌苔白、脉浮数等症。

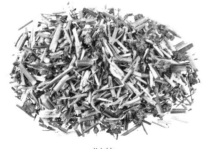

荆芥

桑菊感冒片由连翘、菊花、薄荷、甘草、芦根等具有清热解毒、散风疏泄功效的中药组成，是治疗外感风热所致诸证的药物。方剂中除薄荷、甘草、连翘、菊花等治疗感冒的药外，还用了桑叶、杏仁、桔梗等清肺热、宣肺止咳、化痰、平喘的药物，这样就使得桑菊感冒片不仅具有疏风清热、治疗感冒的功效，更具有止咳化痰的功效。

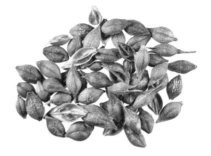

连翘

■ 止咳类的中成药怎么选?

咳嗽是一种呼吸道的常见症状,具有清除呼吸道异物和分泌物的保护性作用。治疗咳嗽时要弄清楚原因,不宜盲目止咳。

中医认为咳嗽是由外邪犯肺或脏腑功能失调导致肺失宣肃、肺气上逆引起的,分为外感、内伤两大类。

外感咳嗽一般发病较急,咳嗽阵作,甚则日夜不停,并伴有外感表证,可分为风寒咳嗽、风热咳嗽、燥热咳嗽3种类型。

风寒咳嗽	为风寒侵袭所致,症见咳嗽痰稀、咽痒,并伴有头痛、鼻塞不通、流清涕、无汗等风寒感冒症状。可服通宣理肺丸、止咳丸、小青龙合剂等。
风热咳嗽	为风热犯肺所致。症见咳嗽痰稠、咽干疼痛,并伴有头痛,头晕、恶风、身热等风热感冒症状。可服感冒止咳颗粒、川贝枇杷颗粒等。
燥热咳嗽	为风燥之邪伤肺、肺失清润所致。症见咳嗽痰少,或干咳无痰,或痰黏不易咳出,或痰中带血、咳引胸痛、咽喉干痛、口燥鼻干,或大便干燥、尿少尿黄等症。可服养阴清肺膏、秋梨膏等。

内伤咳嗽,有的由外感咳嗽日久不愈逐渐转变而成,有的由其他脏腑病变影响到肺脏所致。可分为肺火咳嗽、痰湿咳嗽、肺虚咳嗽3种类型。

肺火咳嗽	由肝郁化火、火热伤肺或风热咳嗽日久、肺失清肃所致。症见咳嗽气逆、痰黄稠黏、咳引胸痛、咽干口渴、大便秘结、舌苔黄燥等症。治宜清肺热化痰、通便。可服清肺抑火丸、清金止嗽化痰丸、清气化痰丸等。
痰湿咳嗽	主要由脾虚不能运化水湿、湿盛生痰所致。症见咳嗽痰多、色白黏、容易咳出、胸脘发闷、呼吸不畅,或有头晕、恶心、身重疲倦、舌苔白腻等。治宜健脾燥湿、止咳化痰。可服二陈丸、橘红丸等。

肺虚咳嗽	包括肺气虚和肺阴虚两型：肺气虚多由咳嗽日久、久咳伤肺所致。肺气虚可见咳嗽痰稀、气短懒言等，可服人参保肺丸、慢支固本颗粒等。肺阴虚症见干咳无痰，或痰少而黏、痰中带血等，可服养阴清肺丸、二母宁嗽丸等。

■ 儿科所用中成药和成人所用中成药有什么不同？

中医认为，小儿在生理、病理上都有其特殊性，所有药物都应与成人用药有所区别，我们会发现不少中成药的药名带有"小儿"二字，它们一般是专用的儿科用药，如小儿金丹、小儿至宝丸等。

小儿脏腑娇嫩、形气未充，各种生理功能发育不全，所以对疾病的抵抗能力较差，加之小儿寒热不能自调、乳食不知自节，容易感受外邪或内伤饮食而发病。小儿患者以外感疾病、饮食积滞居多，临床常见阳证、热证和实证，因而在治疗上也应考虑以祛邪为主。此外，小儿服药比较困难，所以在处方用药时，应力求应用剂量小、服用方便。下面我们介绍几种常用的儿科中成药。

小儿感冒颗粒	用于小儿风热感冒。功效为疏风解表、清热解毒。症见发热、头胀痛、咳嗽痰黏、咽喉肿痛；流感见上述证候者。
小儿七星茶颗粒	用于小儿积滞化热、消化不良。功效为开胃消滞、清热定惊。症见小儿不思饮食、烦躁易惊、夜寐不安、大便不畅、小便短赤。
小儿肺热咳喘口服液	功效为清热解毒、宣肺化痰。用于热邪犯于肺卫所致的发热、汗出、微恶风寒、咳嗽、痰黄，或兼喘息、口干而渴。
小儿豉翘清热颗粒	用于小儿风热感冒挟滞证，如发热咳嗽、鼻塞流涕、咽红肿痛、纳呆口渴、脘腹胀满、便秘或大便酸臭。
小儿消积止咳口服液	功效为清热理肺、消积止咳。用于小儿食积咳嗽属痰热证，症见咳嗽，以夜为重，以及喉间痰鸣、腹胀、口臭等。

■ 不同的安神类中成药治疗失眠有什么特点?

中医认为,失眠大多与心、肝、胆等脏腑有关。可以分为:阴血虚亏,心肾不足;思虑过度,心气不足;心火上炎,灼伤阴血;肝郁化火,扰乱心神;心胆气虚,心神不宁等情况。患者要结合自己的其他症状进行选择,常用的中成药有:

1

安神补心丸

安神补心丸由丹参、五味子(蒸)、石菖蒲、合欢皮、菟丝子、墨旱莲、首乌藤、地黄、珍珠母、女贞子(蒸)组成。具有养心安神的作用。用于治疗心血不足、虚火内扰所致的心悸失眠、头晕耳鸣。

2

乌灵胶囊

乌灵胶囊是由乌灵菌粉组成的,它是一种可以补肾健脑、养心安神的中成药,临床上应用特别广泛,针对心肾不交引起的失眠健忘有良好的疗效,非常适合老年失眠患者服用。

3

朱砂安神丸

朱砂安神丸是由地黄、甘草、朱砂组成的,能发挥很好的镇静安神功效。由于朱砂的成分为硫化汞,有一定的毒性,不适合长期服用。

4

参芪五味子片

参芪五味子片对于健脾养胃、改善睡眠效果是很不错的,其由南五味子、党参、黄芪、酸枣仁等成分组成,其中的酸枣仁甘酸可以养血安神,非常适合神经衰弱患者服用。

5

柏子养心丸

柏子养心丸的主要功效是养心安神,其含有远志、酸枣仁、人参、五味子、肉桂、茯苓等成分,这些成分可以滋养气血、养心安神。临床上可以用于镇定、抗惊厥,是很常见的治疗失眠多梦的中成药。

6 人参归脾丸

人参归脾丸含有人参、酸枣仁、当归等中药材成分,服用之后不仅可以改善气血不足、食欲下降,还能改善失眠健忘、头晕心慌等不适症状,尤其对于脾胃不好引起的失眠有疗效。

7 加味逍遥丸

加味逍遥丸会缓解由紧张、生气导致的失眠。加味逍遥丸加入了牡丹皮和栀子两种中药材,可以很好地发挥清热泻火、健脾养血、改善食欲减退等作用,在改善睡眠质量方面也有不错的效果。

8 牛黄清心丸

如果是治疗因为心火引起的失眠问题,可以服用牛黄清心丸。牛黄清心丸有牛黄、当归、甘草、山药等成分,这些成分可以养血益气、镇静安神,临床上对于气血不足、头晕目眩等引起的失眠有很好的治疗作用。

9 枣仁安神胶囊

枣仁安神胶囊对于肝肾阴虚引起的失眠有疗效,对于心理压力过大引起的失眠有很好的帮助作用,因为枣仁安神胶囊中含有酸枣仁、丹参、五味子等,可以发挥很好的安神作用。

■ 服用含"朱砂"的中成药要注意什么?

朱砂又名辰砂、丹砂,是应用最为广泛的矿物药之一,具有安神解毒、清心镇惊之功。含有朱砂的中成药众多,包括安宫牛黄丸、牛黄清心丸、朱砂安神丸、柏子养心丸、天王补心丹、再造丸等名药;含朱砂的小儿中成药也不少,多用于治疗小儿高热、小儿惊风等。《中国药典》(2015年版)纳入的含朱砂的儿科中成药有28种,如局方至宝散、小儿惊风散、紫雪丹、牛黄千金散、小儿百寿丸、小儿金丹片、香苏正胃丸、一捻金、小儿琥珀抱龙丸等。

根据医生的处方、按照规定用量服用含有朱砂的中成药是安全的,但也有需要注意的地方:朱砂的主要成分为硫化汞(HgS),汞是一种重金属元素,对人体危害很大,一般不能连续使用超过一周,汞中毒会伤害中枢神经系统,出现的症状为面色苍白、全身痉挛、呼吸困难等。朱砂的安全剂量是0.1~0.5g,千万不可超量使用,如果用量超出了安全剂量,应立即就医,一般使用超过4g就会发生急性中毒。

长期使用朱砂会引起中毒,对肝肾功能造成损害,肝肾功能差的人群更加容易中毒。过量或久服还可造成蓄积性汞中毒。《中国药典》载:"本品有毒,不宜大量服用,也不宜少量久服。"

服用含有朱砂的中成药时,注意不要吃含碘的食物,如紫菜、海苔等,也要避免食盐过量,否则会增加汞的吸收,容易造成汞中毒。同时,含有雄黄的中成药也有类似的问题,使用时不可超量,也不宜久服。含有朱砂、雄黄等毒性成分的中成药都会在说明书里有明显的提示,患者要养成认真阅读说明书的习惯。

■ 为什么有些中成药服用时要用药引?

《中国药典》(2015年版)收载的提及药引的中成药制剂共有37种,药引有黄酒、盐、生姜、葱白、米汤、红糖、芦根汤、梨汤、枣汤、茶共计10种。药引多为生活中常用的调味品或食品,具有取材方便、效验价廉、少之不可、应用简单等特点。"药引"是"引药归经"的俗称,是指某些药物能引导其他药物的药力(偏性)到达病变部位,或在某一经脉中起"向导"作用,具有引经、增强疗效、解毒、护胃、矫味等作用。"药引"有引经之意,也有调和诸药之意。

从中药理论的角度来说,药引的内涵较引经药宽泛,不单纯局限在药物的归经性能上,并且多不受经络理论之限制。比较常用的药引有生姜、米汤、黄酒。

1 **生姜** 具有解表发汗、温中止呕之效。中成药如藿香正气丸、附子理中丸等常以此为引。一般用生姜3~5片(10~15g)加入煎煮或煎水送服。

2 **米汤** 能保护胃气,减少苦寒药物对胃肠的刺激,常用于送服补气、健脾、止渴、利尿和滋补性的中药或中成药。如常用小米汤送服三七粉、人参调脾散、香连丸;用大米汤送服八珍丸、十全大补丸等。

3 **黄酒** 具有通血脉、御寒气、行药势之效。用于治疗腰腿、肩臂疼痛、血寒闭经及产后诸疾、跌打损伤等证的中成药,如云南白药、七厘散、活络丸等,一般用温热的黄酒送服,每次15~20mL。

■ 藿香正气的各种剂型有什么区别?

藿香正气类药物都来源于宋代《太平惠民和剂局方》里的藿香正气散,由藿香、紫苏叶、茯苓、白芷等组成,功效为解表化湿、理气和中。临床用于治疗外感风寒、内伤湿滞或夏伤暑湿所致的感冒,症见恶寒发热、头痛昏重、胸膈痞闷、脘腹胀痛、呕吐泄泻;胃肠型感冒见上述证候者。

现代药理研究发现,藿香正气有镇吐、镇痛、杀菌消炎、增加胃肠动力等作用。藿香正气的不同剂型,组方有所不同,功效也有所差异。

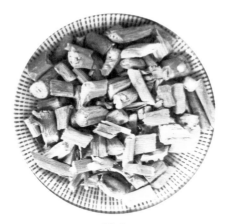

藿香

藿香正气片 藿香正气最初的制剂是藿香正气散。散即药粉,中医有"散者散也"的说法,有发散之意,特点是起效迅速。藿香正气片就是用药粉压成的片剂,与散剂类似,但药性容易挥发,不易久藏。

藿香正气水	藿香正气水在几种剂型中效果最好,但由于口感较差,且含有酒精,使用上受到一些限制。藿香正气水服用时可先将药水倒在杯中,再冲入约30mL的热水趁热饮服,10分钟后再饮一杯热水,服后要避风,身体微微有汗时药效最佳。服药时要忌食生冷、荤腥、油腻、酸辣等食物,酒精过敏或不能饮酒者应慎用,或改用其他剂型。服用期间,应避免服用头孢类药物,以免发生双硫仑样反应,其表现为胸闷、气短、喉头水肿、呼吸困难等症状,轻微反应会自行消退,无须特殊处理;重则应立即就医治疗。服用藿香正气水后还应避免驾车。
藿香正气丸	藿香正气丸是用炼制过的蜂蜜制成的蜜丸,见效慢而药力持久,是药效和缓的中药制剂,多用于一些慢性病的调养。
藿香正气软胶囊	藿香正气软胶囊是中药的新剂型,比丸剂和散剂吸收得快,质地柔滑、容易吞咽,较为适宜不喜药味或吞咽困难的患者。
藿香正气颗粒	藿香正气颗粒药味较小,口感较好,相比其他藿香正气类中成药疗效差一些,但对于惧怕中药苦味的患者来说,不失为一种选择。
藿香正气滴丸	藿香正气滴丸生物利用度高,起效快,口感舒服,对胃肠道无刺激,是比较符合现代药品要求的剂型。

■ 补益类中成药都有哪些类型?

补益类中成药又称补虚药,主治由人体正气虚弱、精微物质亏耗引起的各类疾病。具体来讲,补虚药的补虚作用又有补气、补阳、补血与补阴的不同,分别主治气虚证、阳虚证、血虚证和阴虚证。临床上,阳虚每兼气虚,虚常易导致阳虚;阴虚每兼血虚,血虚亦可导致阴虚;气血两亏和阴阳两虚的病证也经常出现。因此,补气养血和滋阴助阳的药物,在中成药的处方中是经常配伍应用的。

补气类如补中益气丸、参苓白术散、补肺丸等。气虚多指脾气虚和肺气虚。脾气虚则症见气短懒言、倦怠乏力、饮食不振,气虚严重时会引起气虚下陷,造成脱肛、女性子宫下垂等症。肺气虚则症见少气、气息不能接续、说话声音低弱、易出虚汗、动则喘促等。要根据具体情况选择不同的补气中成药。

补血类如人参归脾丸、内补养荣丸、阿胶补血口服液等。血虚主要由久病生血不足或失血过多所致。可见面色萎黄或者苍白、头晕耳鸣、心悸失眠及女性月经不调等。补血养血是主要治疗方法。

气血双补类如八珍丸、十全大补丸、人参养荣丸等。气血两虚可见气短懒言、身体乏力、动则气喘、面色萎黄、嘴唇发白、头晕目花、心悸失眠等。

补阴类如六味地黄丸、知柏地黄丸、大补阴丸等。阴虚主要指肾阴不足、津液亏耗。症见身体消瘦、肌肉枯槁、咽干口燥、五心烦热、腰腿软、头晕耳鸣、目涩昏暗、骨蒸盗汗等。

补阳类如右归丸、全鹿丸、金匮肾气丸等。阳虚多指心阳虚、脾阳虚、肾阳虚而言。由于肾为先天之本,肾阳又是一身之元阳,所以助阳的中成药以温补肾阳为主。肾阳衰弱,症见畏寒肢冷、阳痿遗精、腰腿软、小便频数、精神不振等。主要治法为温肾助阳。

■ 安宫牛黄丸真的是"救命丸"吗?

安宫牛黄丸是中成药的"温病三宝"之一,被奉为"温病三宝"之首,是我国传统药物中最负盛名的急症用药。安宫牛黄丸由牛黄、水牛角浓缩粉、人工麝香、珍珠、朱砂、雄黄、黄连、黄芩、栀子、郁金、冰片组成。其功效为清热解毒、开窍醒神。主治邪热内陷心包证,其表现为高热烦躁、神昏谵语、脑卒中昏迷、小儿惊厥,属邪热内闭证。

安宫牛黄丸的适应证主要有3个:①脑卒中及其导致的昏迷、意识不清(包括所谓的脑梗死和脑出血),属于内热郁闭者;②高热惊厥(发高烧导致全身抽搐或昏迷);③可导致缺血、缺氧的其他脑病(如脑炎、脑膜炎、中毒性脑病、脑出血、败血症等),属于内热郁闭者。

安宫牛黄丸一般口服,对于昏迷无意识的患者,用温开水化开,滴到舌面上、鼻腔中或者灌胃。安宫牛黄丸是急症治疗药物,需要在医生的指导下服用。安宫牛黄丸不适合作为预防用药,更不能作为保健品日常服用。

安宫牛黄丸含有朱砂、雄黄等毒性药物。《中国药典》(2020年版)中注明朱砂和雄黄"内服宜慎;不可久用;孕妇禁用",如果长期服用,可能会造成脑神经损伤、心脑血管疾病加重,甚至会诱发脑卒中。同时,安宫牛黄丸的组方整体偏凉,属于"凉开"药物,中医讲究辨证论治,每个方子都有具体的适应证、适用者,寒症或大汗淋漓、四肢厥冷的患者禁用。

安宫牛黄丸中的雄黄遇到亚硝酸盐或亚铁盐(硫酸亚铁、葡萄糖酸亚铁、富马酸亚铁)后可生成硫化砷酸盐,从而降低安宫牛黄丸的疗效,并且会增强其毒性。因此,临床上不能与亚硝酸盐、亚铁盐、硝酸盐、硫酸盐类药物同服。

传统上,安宫牛黄丸外面还要包裹金箔,作用是保存安宫牛黄丸中易挥发的药材成分,有助于稳定药效。同时,金箔本身也是一种药材,具有镇心、安神、解毒的功效,可增强安宫牛黄丸的安神、清热功效,因此,如果使用包裹金箔的安宫牛黄丸,应该将金箔与药丸一并服下。

■ 跌打损伤后,可以选用哪些中成药?

在日常生活中,我们难免会发生磕碰,一不小心就出现跌打损伤,需要及时采取治疗措施,以减轻对身体的伤害。传统中医理论认为:"跌打损伤,皆瘀血在内而不散也,血不活则瘀不能去,瘀不去则折不能续。"所以说,活血化瘀是治疗跌打损伤的主要原则。治疗跌打损伤经常使用的中成药有云南白药、正红花油、七厘散等。

云南白药	云南白药的功效有化瘀止血、活血止痛、解毒消肿,可用于各种出血。出血者用温开水送服;瘀血肿痛与未流血者用酒送服,孕妇忌用。服用云南白药一日之内,应当避免食用蚕豆、鱼类及酸冷食物。
红花油	红花油为红棕色澄清液体,气特异,味辛辣,可用于治疗风湿骨痛、跌打扭伤、外感头痛、皮肤瘙痒,不能口服。但并不是所有的跌打损伤都能使用红花油。首先,跌打损伤急性期间不能够使用红花油,否则可能会导致伤口更严重,甚至诱发感染;局部有青紫瘀斑的外伤也不应使用,青紫瘀斑说明血管破损出血,若使用红花油,可能会加重出血,应当先止血,再使用红花油消肿。

七厘散	七厘散由血竭、红花、乳香等药材加工而成,不可多服,故以"七厘"命名。此药不宜过量久服,肝肾功能不全者慎用,孕妇禁止使用。七厘散适用于跌扑损伤、血瘀疼痛、外伤出血,可口服,也可以外用调敷患处。

用于治疗跌打损伤的外用药物比较多,患者需要根据自己的实际情况来选择。另外,跌打损伤类药物经常会用到药性比较猛烈的药材,所以不是任何人群都可以使用,孕妇、皮肤过敏的患者尤其应当注意。还有些药物不能过量长时间使用,使用前应当仔细阅读说明书,或咨询专业人士的意见。

■ 心绞痛发作,该如何使用中药速效救心丸?

心绞痛是由心脏冠状动脉供血不足、心肌急剧暂时性缺血与缺氧所引起的,以发作性胸痛或胸部不适为主要表现的临床综合征。突发心绞痛可能导致严重的心肌缺血或心肌梗死,患者血压降低、呼吸困难、意识丧失,严重的心绞痛会导致难以纠正的血压降低或心脏破裂,部分心绞痛患者甚至可能突然死亡。

心绞痛发作时,一般建议患者保持平卧位,或者立刻坐下来休息,同时立刻舌下含服速效救心丸等药物。速效救心丸为棕黄色的滴丸,气凉、味微苦,它的主要成分为川芎和冰片,具有行气活血、祛瘀止痛、增加冠状动脉血流量、缓解心绞痛的功效,临床用于冠心病、心绞痛患者不良症状的改善,效果非常好。

速效救心丸的服用方法,分为长期用药和急性发作时用药两种。速效救心丸作为长期用药时,每天服用3次,一次口服4~6丸。在心绞痛、心肌缺血急性发作的时候,作为急救用药舌下含化,一次10~15丸。舌下含服一般情况下5分钟就能够起效,嚼碎之后再含到舌下,可以加速其发挥作用,含服后可明显缓解心绞痛,但如果心绞痛频繁发作,或者含化速效救心丸以后仍然没有明显的缓解,这个时候就要考虑是否发生了急性心肌梗死,一定要抓紧拨打120急救电话,以免错过最佳治疗时机。

在服用速效救心丸期间，不能进食辛辣刺激性食物，以免影响药效，同时，过敏体质者应当谨慎使用此药。心绞痛患者服药的同时应结合生活方式进行干预，注意低盐和低脂饮食，保持规律的作息习惯和稳定的情绪都有利于病情的缓解。

■ 牛黄解毒片、黄连上清片、黄连解毒片有什么区别？

牛黄解毒片、黄连上清片、黄连解毒片是我们日常生活中治疗"上火"的常用药，是许多家庭的常备药，咽喉肿痛吃几片，口舌生疮再吃几片……由于这几种药名称相近，功效也类似，很多人难以区分，经常出现混用现象。

牛黄解毒片	牛黄解毒片的主要成分有牛黄、雄黄、石膏、大黄、冰片等，其主要功效是清热解毒，用于火热内盛、咽喉肿痛、牙龈肿痛、口舌生疮、目赤肿痛等疾病。
黄连上清片	黄连上清片的主要成分有黄连、黄芩、黄檗、石膏等，主要功效为清热通便、散风止痛，用于内热火盛引起的头昏脑涨、牙龈肿痛、口舌生疮、咽喉红肿、耳痛耳鸣、暴发火眼、大便干燥、小便色黄等。
黄连解毒片	黄连解毒片的主要成分有黄连、黄檗、黄芩、滑石、川木通等，主要功效为泻火、解毒、通便，用于三焦积热所致的口舌生疮、目赤头痛、便秘溲赤、心胸烦热、咽痛、疮疖等。

这3种药虽然都用于清热，但是在功效上各有侧重。牛黄解毒片由于含有牛黄、雄黄等成分，药效较猛，解毒力强，偏于治疗火热内盛。黄连上清片、黄连解毒片均具有通便的功效，黄连上清片偏于治疗火热上攻头面，而黄连解毒片更偏向于治疗三焦积热。牛黄解毒片中含有雄黄，不可超剂量或长期服用，孕妇、哺乳期女性及婴幼儿均禁止使用。黄连上清片、黄连解毒片为孕妇忌服，脾胃虚寒者禁用。

3种药的功效类似，不宜联用。用药时一定要通过辨证，根据患者的病情进行选择，这样既能保证对症用药，又能保证用药的安全。

■ 咳嗽、嗓子难受，应该选择鲜竹沥液还是复方鲜竹沥液呢？

鲜竹沥是鲜淡竹的茎加热后流出的汁液。鲜竹沥入心、肝经，能有效地清热祛痰，对痰稠难咳、顽痰胶结最为适宜。因为其安全有效，在儿科治疗中经常使用。

鲜竹沥液与复方鲜竹沥液均为鲜竹沥的成药制剂，但两者的成分、功效有一定区别。鲜竹沥液的成分即鲜竹沥，复方鲜竹沥液的成分更加复杂，除含有鲜竹沥，还有鱼腥草、枇杷叶、桔梗、生半夏、生姜、薄荷油等成分，配伍组合而成。鲜竹沥为君药，性寒滑利，清热豁痰；鱼腥草清热解毒，枇杷叶清肺、化痰、止咳，半夏燥湿化痰，三者共为臣药，以助鲜竹沥清热化痰、止咳之功；桔梗宣肺、祛痰、利肺，生姜既可佐助君药化痰之力，又能佐制生半夏之毒，薄荷素油疏散肺热，三者均为佐药；以上诸药共同配伍，发挥清热化痰、止咳之功。

鲜竹沥液的功效为清热化痰，用于治疗肺热咳嗽痰多、气喘胸闷、脑卒中舌强、痰涎壅盛，以及小儿痰热惊风。复方鲜竹沥液具有清热化痰、止咳等功效，多用于治疗痰热咳嗽、痰黄黏稠。鲜竹沥具有明显的镇咳、祛痰作用，但是没有平喘、解热作用。所以，咳嗽、嗓子难受时，如果兼有喘热之证，首选复方鲜竹沥液，如果只有咳嗽症状，则两药均可使用。

在病情比较严重的情况下，一般选用鲜竹沥口服液救急，而在病情不太严重、以痰多为主要症状时，作为辅助治疗，多选用复方鲜竹沥口服液。两种药的药性偏寒凉，不宜长期服用，也不适用于风寒咳嗽患者，并且在服药期间应避免同时服用滋补性中药。

■ 便秘的人如何选择泻下类中成药？

现代社会人们的生活节奏快，精神压力大，加上饮食结构不合理、过度疲劳与作息不规律、缺乏运动等原因，极易发生便秘。便秘的发生不分性别和年龄，由于便秘患者的粪便长时间在肠道内滞留，产生大量毒素，可造成肥胖、体臭、内分泌失调、神经衰弱等一系列危害。为了安全有效地解决便秘问题，很多人想到了使用中成药。

中成药中有多种治疗便秘的药物。便秘有寒热之分,体质有虚实之别,故治疗便秘的中成药根据功效常分为寒下药、温下药、润下药、峻下逐水药等。

寒下类中成药	寒下类中成药具有泻下、清热之功,患者如果具有大便秘结、脘腹胀满、小便短赤、舌红苔黄、潮热口渴的症状,可以选用此类泻下药,代表药物有大承气颗粒、通便片等。
温下类中成药	温下类中成药具有温下通便的功用,适用于里寒积滞之证,有大便秘结、脘腹胀满、腹痛喜按、口不渴、舌淡苔白症状表现的患者可以选用,代表药物有温脾丸、大黄附子丸等。
润下类中成药	润下类中成药具有润肠通便的作用,主治肠燥津亏或年老体虚所致的大便秘结,症状为大便干结难下、口唇干燥、身热心烦、小便短赤、舌红少津或舌淡苔少的患者可以选用,代表药物有麻仁丸、苁蓉通便口服液等。
峻下逐水类中成药	峻下逐水类中成药具有攻逐水饮的作用,常用来治疗水饮代谢失常、胸腔积液、腹水及水肿实证,症状为四肢水肿、胸腹胀满、停饮喘急、大便秘结的患者可以选用,代表药物有十枣丸、舟车丸等。

泻下类中成药中除润下类较为和缓外,其余均属峻烈之药,苦寒降泄,年老体弱者及孕妇均应慎重使用,并且泻下类中成药大多易伤胃气,使用时当得效即止,不可过量使用。

■ 大活络丸和小活络丸的区别是什么?

大活络丸和小活络丸两药名称相近,导致许多人认为中成药大活络丸和小活络丸的区别只是剂量大小的不同,或是形态规格的差异,两种药物治疗的病症应该一样。其实,两者有着较大的区别,不能够混用。

首先,两者的组成不同。小活络丸出自宋朝《太平惠民和剂局方》中关于活络丹的记载,它的组方中有6味中药材,分别是天南星、制川乌、制草乌、地龙、制乳香、制没药。大活络丸为再造丸原方基础上减去檀香、三七、黄芪等11味药材，加入乌梢蛇、松香、木香、黄芩4味而成，其组方药材远多于小活络丸，共50余味。

大活络丸、小活络丸两药的功效均有祛风除湿，但大活络丸长于祛风化痰、活血通络，故多用于脑卒中口眼㖞斜、手足麻木、疼痛拘挛、腰腿疼痛等症；小活络丸则善于祛风活络、行血止痛，故多主治风寒湿邪留滞经络所引起的肢体筋脉拘挛疼痛、经络间有湿痰瘀血、关节屈伸不利、手足肌肉麻木等症。

现代药理研究发现，大活络丸具有扩张血管、抗心肌缺血及抑制血栓形成的作用，并能够抗炎、镇痛，在临床上，大活络丸主要用于治疗脑血管病变导致的偏瘫、后遗症及关节炎等。小活络丸具有镇痛、抗炎的作用，主要用于治疗风湿性关节炎、类风湿性关节炎、肩周炎、腰肌劳损、骨质增生等风寒湿邪留滞经络的患者。

大活络丸和小活络丸的区别不在于药效的强弱，而在于药效的侧重点不同，但两药均含有毒性中药材，患者须谨慎服用，孕妇忌服。

■ 六味地黄丸、金匮肾气丸有什么区别？

提到补肾，很多人会想到六味地黄丸。的确，六味地黄丸可以说是知名度最高的中成药之一。六味地黄丸出自宋朝医家钱乙所著的《小儿药证直诀》，最初用于治疗小儿发育迟缓，后人经过不断地研究，主要将其用于治疗肾阴虚证，并且开发了知柏地黄丸、杞菊地黄丸等一系列六味地黄系列药。

六味地黄丸由熟地黄、山萸肉、山药、泽泻、茯苓、丹皮6味药组成。方中重用熟地黄，滋阴补肾，填精益髓，为君药。山萸肉补养肝肾，并能涩精；山药补益脾阴，亦能固肾，两药同为臣药；三药配合，并补肾、肝、脾三阴，是为"三补"，但仍以补肾为主。泽泻利湿而泄浊，并能减轻熟地黄滋腻之性；茯苓淡渗脾湿，并能助山药健运之功；丹皮清泄相火，并制山萸肉之温涩；三药称为"三泻"，共为佐药。虽为三补三泻，但"补药"用量大于"泻药"，所以其以补为主；六味地黄丸可以补肝、脾、肾，但以补肾阴为主。

由于六味地黄丸药效显著，后来，人们在六味地黄丸组方的基础上增加了一些药物,形成了知柏地黄丸、麦味地黄丸、杞菊地黄丸、明目地黄丸等一系列方剂。这里不得不提到金匮肾气丸。金匮肾气丸和六味地黄丸都是从《伤寒杂病论》中所载的崔氏八味丸(桂附地黄丸)发展而来的,现在各药厂生产的金匮肾气丸应该叫济生肾气,来源于宋代《济生方》,是在桂附地黄丸的基础上,加入车前子、牛膝两味药,与六味地黄丸相比,又多了肉桂、制附子两味药。其功效为温肾化气、利水消肿,用于肾阳不足、水湿内停所致的肾虚水肿、小便不利等症。无论是组方为桂附地黄,还是济生肾气的金匮肾气丸,都属于补肾阳的药物,不能代替补肾阴的六味地黄丸使用。

■ 中成药里的天价药到底有什么神奇之处?

也许你看过这样的新闻:一粒20世纪80年代生产的安宫牛黄丸,在拍卖行被拍卖出十几万元的天价;几百元一片的中成药片仔癀年年提价,却一粒难求,需要预约购买。这些中成药为什么这么贵? 它们到底有什么神奇之处?

安宫牛黄丸包括多味贵重药,原方共有11味药,分别为牛黄、郁金、犀角、黄芩、黄连、雄黄、栀子、朱砂、冰片、麝香、珍珠。其中,牛黄、麝香、犀角都属于名贵药材。自1993年我国实行动物保护条例后,野生动物犀牛属于一类保护动物,犀角不再能用作药品,被替换为水牛角浓缩粉。水牛角虽然不能够完全替代犀角的药效,但是新安宫牛黄丸的处方同原方的效果基本类似。一些1993年前生产的老安宫牛黄丸被炒到天价,主要是和这种处方的改变有关,所谓"物以稀为贵",这种价格暴涨和疗效没有直接关系,现在生产的安宫牛黄丸完全可以满足治病的需要。同时,服用一些远远超过保质期的药品会带来极大的风险,我们一定要谨慎对待。

片仔癀的情况与之类似。片仔癀含有天然麝香、天然牛黄,由于天然麝香存量有限,国家仅批准少数厂家的几种中成药使用。同时,片仔癀又是国家绝密级配方,也叫国家中药绝密品种,保密期限为永久,目前只用于两种中成药,分别是云南白药和漳州片仔癀。种种原因造成了中成药片仔癀的稀缺。

可以说,"稀缺"是部分中成药"天价"的主要原因,与其疗效无关。有道是"药无贵贱,对症则良",我们要理性看待天价药品。

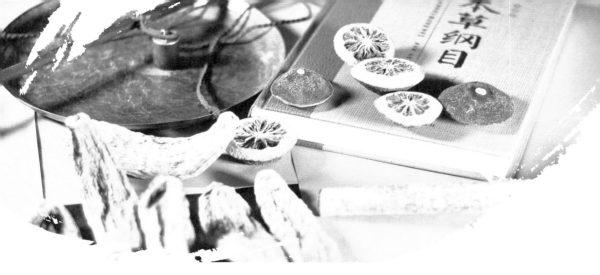

第三章 治病保健的常用中药

■ 生姜是一种什么样的中药?

生姜是姜科草本植物姜的新鲜根茎,在全国大部分地区都有栽培,是做饭过程中不可缺少的一种调料,有些中药处方中也会用到生姜。不少人都有这样的疑问:处方中的生姜是我们厨房里用的姜吗?

生姜既是一种中药材,又是一种食物,是国家卫健委公布的药食同源名单中的一种。生姜是调味佳品,又具有许多药用价值,平时家里储备一些,可以治疗简单的疾病,真是一举两得。生姜的功效为解表散寒、温中止呕、化痰止咳、解鱼蟹毒。生姜药力缓和,多用来治疗症状较轻的感冒,也可用作预防药物。生姜用于风寒客肺、痰多咳嗽时,常与紫苏、杏仁等同用。生姜发汗力弱,常作为发汗解表的辅助药品,与麻黄、桂枝等发汗作用较强的药物配合使用,能增强发汗力量。生姜有"呕家圣药"之称,可治疗多种呕吐,可单独用药,也可以配伍使用。治疗胃寒呕吐或寒湿中阻所致的呕吐时,常配伍半夏、藿香等药使用;治疗胃热呕吐时,则与黄连、竹茹等药同用。此外,生姜还能够解鱼蟹毒,单用或配紫苏同用。

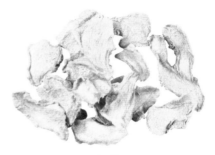

干姜

将生姜捣碎取汁制成的姜汁是中药炮制中常用的辅料，药物经姜汁炮制，能抑制其寒性，增强了疗效，降低了毒性，因此，许多药物在炮制过程中会用到生姜，比如姜半夏、姜厚朴、姜栀子等。

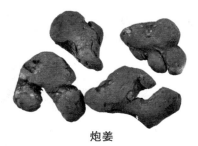

炮姜

现代研究发现，生姜除含有糖类、脂肪、蛋白质、粗纤维、β-胡萝卜素外，还含有挥发油、姜辣素。姜辣素是生姜的重要药效成分，它能够促使血管扩张，使全身毛孔舒张，从而发汗散热，还能够刺激味觉神经，促使消化液分泌，增强消化吸收功能。

另外，生姜经过炮制，可以制成干姜、炮姜、姜炭等，它们功效各异，可以说，姜是一种十分重要的中药材。

■ 为什么吃海鲜时常常搭配紫苏叶？

紫苏在我国已经有超过千年的食用、药用历史。我们会发现，在饭店吃饭时，有一些菜品，特别是海鲜类菜品，会用紫苏叶进行点缀搭配，既令食材色彩丰富，又丰富了食物的营养。

紫苏是唇形科植物，叶子称为紫苏叶，梗称为紫苏梗，种子称为紫苏子，都可以入药使用。紫苏叶在夏季枝叶茂盛时采收，它的功效为解表散寒、行气和胃。紫苏叶辛散性温，可用于治疗风寒感冒、咳嗽呕恶，但药力较为缓和，治疗重症时需要与其他发散风寒之药合用。紫苏叶味辛能行，能够宽中除胀，治疗脾胃气滞。在古代，紫苏叶常被当作茶饮，紫苏茶还曾被翰林医官院称为"汤饮第一"，久服能够健脾胃。紫苏叶还有解鱼蟹毒的作用，用鲜紫苏叶搭配海鲜，可以减轻海鲜对胃肠道的刺激。

紫苏梗与紫苏叶的用法类似，它的功效为理气宽中、止痛、安胎，做药膳时，可调理胃胀气。由于紫苏梗功效缓和，因此更加适用于老年人和儿童，在他们出现胃脘胀闷、食欲不佳的情况时，可以用紫苏梗搭配茯苓、陈皮等健脾理气药进行调理。

紫苏子是紫苏的果实，也有着重要的药用价值。紫苏子性主降，长于降肺气、化痰涎，常用来治疗咳嗽气喘、痰壅气逆，著名的三子养亲汤即为紫苏子配伍白芥子、莱菔子而成。紫苏子富含油脂，能够润肠通便，有大便秘结症状的人群可以借助紫苏子进行缓解，还可降气化痰、止咳平喘、润肠通便。

紫苏全身都是药，对我们的健康是非常有好处的，大家选择服用紫苏能帮助养生，但也有一些事项需要引起注意：紫苏久服后能导致真气不固，气虚、阴虚及温病患者应慎服，否则，不但不能够起到养生的作用，反而会损害我们的健康。

■ 生活中的调味品也可以是中药吗？

我们平时做饭离不开各种调味品，调料能够去腥、增鲜，使饭菜更加可口。在大家的印象中，中药大多是味道苦涩的，似乎和美味搭不上什么关系。其实，烹饪中用到的许多调味品同时也是药材，做饭时它们是调味品，治病时它们就是药材，比如丁香、小茴香等都是这种情况。

丁香是桃金娘科植物丁香的干燥花蕾，作为中药使用，具有温中降逆、补肾助阳的功效。由于它的形状类似于钉子，又具有香气，所以被称作丁香。丁香香气浓郁，口尝后有麻舌感，是制作"五香粉""咖喱粉"的原料之一，在炖肉、制作卤味时经常用到。丁香性味辛温，尤其适合胃寒呃逆、心腹冷痛的人群食用。

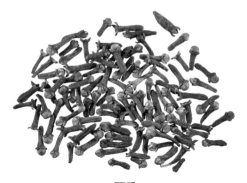

丁香

小茴香是伞形科植物，具有特殊的香气，早在《救荒本草》中即有记载。它具有调中醒脾之功，食用以后能够促进唾液的分泌，增强食欲，因此，烧烤、炖肉时经常使用。另外，小茴香味辛性温，能够用于胃寒呕吐，对于食少吐泻的患者来说，做饭时少量加入也是不错的选择。无论是家庭还是饭店，厨房中都会使用小茴香，在做菜的时候适量放入，可增加菜肴的香气，既美味，又可以帮助消化。小茴香在临床使用时，对寒疝腹痛、痛经、少腹冷痛等症状都有不错的疗效,一般与乌药、荔枝核等温中理气药配合使用。

中药调味品还有很多,如肉桂、肉豆蔻、白豆蔻、花椒、八角茴香等,都在广泛使用,它们不但能去除食材的腥臊异味,增加菜点的色泽,还可以增强食欲,促进消化,是日常烹饪的必备之品。

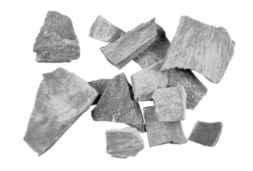

肉桂

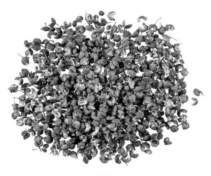

花椒

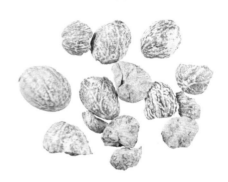

肉豆蔻

■ 菊花茶适合哪类人喝?

菊花是生活中常见的花卉之一,具有很高的观赏价值,无数文人骚客为之留下了赞颂的诗词。菊花不但外形美丽,而且药食兼优,在日常保健过程中也能发挥重要作用。菊花入药治病,善用能延年益寿,宋代诗人苏辙曾写诗:"南阳白菊有奇功,潭上居人多老翁。"菊花味甘、苦,微寒,归肺、肝经,它药力温和,适宜的人群非常广泛,尤其对亚健康人群非常有益。

菊花能够清热解毒,是降火的良药,有上火症状时,可以饮用菊花茶去火。我们在日常生活中出现外感风热、咽喉肿痛、咳嗽、口腔溃疡的症状时,泡菊花茶喝,能够有效缓解病痛。

随着科技的发展,手机、电脑已经成为人们生活中必不可少的工具,由于工作、娱乐等原因,不少人会整天面对手机、电脑屏幕,眼睛经常处于疲劳状态。菊花对目赤肿痛、眼目昏花有很好的疗效,平常泡一杯菊花茶喝,既可以补充身体所需的水分,又能使眼睛疲劳的症状消退。菊花茶对视力的恢复也有帮助。菊花茶中可以加入几颗枸杞,两药均有明目的功效,相互搭配既能增加药效,又能提升口感,是上好的护眼饮品。

菊花能够降低血压。高血压患者平时用菊花泡水喝,可以达到很好的降压效果。菊花中的黄酮类成分还有降血脂、降胆固醇、抑制血栓和调节心肌功能的作用,对高血脂、高胆固醇的患者也十分适合。菊花中含有丰富的氨基酸和维生素,能够增强身体的免疫力,经常喝菊花茶还有延缓衰老的作用。

喝菊花茶有诸多好处,但是也要注意,菊花药性微寒,脾胃虚寒或是风寒感冒的人群最好不要喝。

■ 山楂作为中药都有什么用处?

山楂是一种药食同源的果品,味酸、甘,性微温,归脾、胃、肝经,具有消食健胃、行气散瘀、化浊降脂的作用。山楂善消肉食之积,中医用山楂治疗肉食积滞、胃脘胀满、泻痢腹痛、瘀血经闭、产后瘀阻、心腹刺痛、胸痹心痛等症。

山楂主要含有黄酮类、黄烷及其聚合物、有机酸类、甾体类和三萜类等成分,具有降血压、降血脂、降血糖、强心、抗疲劳、抗氧化、抗肿瘤、抗菌消炎、增强免疫力等作用。

山楂能开胃消食,对消肉食积滞疗效更好。很多助消化的药中都采用了山楂。《本草纲目》中说山楂"凡脾弱食物不克化、胸腹酸刺胀闷者,于每食后嚼二三枚,绝佳"。消肉食积滞的山楂与善消米面薯芋类积滞的麦芽、善治外感表证兼食滞的神曲组成的方剂称为"三仙",是中医治疗消化不良的常用方。

现代药理学研究表明,山楂可有效地降低血脂,降低总胆固醇、甘油三酯、低密

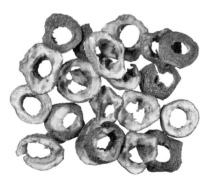

山楂

度脂蛋白胆固醇的水平,并且升高高密度脂蛋白胆固醇的水平,可以用来预防和治疗高血脂,并且没有不良反应。

山楂虽好,却不是对每个人都适合,山楂中含有大量的有机酸,能刺激胃酸分泌,使胃酸迅速增加、浓度增高,有消化性溃疡的人不宜吃。患牙病的人和血脂低的人也不宜食用。山楂有活血祛瘀的作用,孕妇也要尽可能少吃。一些山楂制品含糖比较多,也不能多吃,糖尿病患者更不能吃这类山楂制品。

■ "上火"了可以自己找点儿清热药吃吗?

日常生活中,当人们的身体有了咽喉肿痛、口舌生疮等上火的症状,往往习惯于自己找一些清热药服用,有时很有用,有时候却一点儿效果也没有,甚至越吃症状越严重。"上火"以后误用清热药的情况比较普遍,这主要是由人们对上火和清热药缺乏正确的认识、往往药不对证导致的。

"上火"是老百姓对众多疾病症状的统称,不是一个严格意义上的中医术语。在传统中医理论中,"火"有多种,针对不同的"火",对清热药的选择是完全不同的。火有实火与虚火之分,实火一般由阳热亢盛引起,而虚火往往是由阴虚所致。实火往往热症较盛,多由新病引发,治疗时应选用苦寒之品,如黄芩、黄连、栀子等,中成药如牛黄解毒丸、黄连上清丸等。虚火往往症状较缓和,一般不是由新病所致,是原有疾病的继发症状。治疗时应选用滋阴降虚火的药物,如知母、黄檗、地黄等,中成药如知柏地黄丸、麦味地黄丸等。

如果从上火的脏腑分类,上火又分为肝火、心火、胃火和肺火。肝火旺,表现为头晕头痛、口苦咽干、胁肋疼痛,多使用龙胆等药;心火旺,表现为心烦、口舌生疮、小便黄赤,多使用龙胆等药;胃火旺,表现为腹痛、口臭、牙龈肿痛,多使用生石膏等药;肺火表现为气喘、烦渴、咳嗽、黄痰,多使用黄芩等药。

清热药种类繁多,临床分为清热泻火药、清热解毒药、清热凉血药、清热燥湿药、清虚热药等多类,治疗各有侧重。清热药多性寒,如果不合理使用,可能伤及脾胃。因此，一旦日常生活中我们有了"上火"的症状，最好到医院就诊，辨证后选择合适的药物才能起到效果。

■ 体内湿气重，哪些药物可以用来祛除湿气？

中医认为，如果人们平时喜欢食用一些生冷油腻的食物、经常饮酒、体育锻炼较少或者经常服用药物等，身体就容易湿气过重。体内湿气重一般表现为神疲体倦、脘腹胀满、食欲缺乏、大便溏泻、舌苔厚腻等症状。如果湿气过重的状态维持时间过长，还会累及多个脏器，导致其他疾病。

在中医理论中，脾脏主运化水湿，一般通过健脾化湿来祛除湿气。常被用来祛除体内湿气的药物有广藿香、佩兰、苍术、砂仁、茯苓、薏苡仁、玉米须等。

广藿香气味芳香，是芳香化湿浊的要药，既能够治疗湿浊中阻导致的脘腹痞闷、食欲缺乏，又能够和中止呕。佩兰化湿的作用

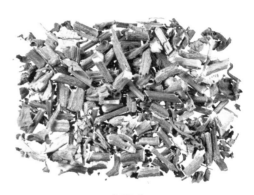

广藿香

与藿香类似，能够治疗脾经湿热、口臭等症。苍术性辛、苦、温，苦温燥烈以去湿浊，适用于湿阻中焦与湿邪泛滥之症。茯苓味甘，入脾经，能够健脾补中、渗湿止泻，还具有安神的功效。在方剂四君子汤中，茯苓与人参、白术、甘草共同组方，治疗脾胃虚弱、倦怠乏力、食少便溏。薏苡仁既能利水消肿，又能健脾补中，薏苡仁与赤小豆共同煮粥，是食疗化湿的一个著名组合，不但效果良好，还有不错的口感。玉米须有较强的利尿作用，甘淡渗泄，能够利水渗湿以消肿。玉米须既可单独泡水使用，又可与泽泻、冬瓜皮等药同用，是近些年比较火的祛湿茶饮。

当然，祛除湿气的药物还有很多，需要根据身体状况进行选择。祛除湿气不能够一蹴而就，保持良好的饮食和生活习惯，坚持运动，才能够取得最佳效果。

■ 蒲公英根茶适合哪类人喝？它是中药里的蒲公英吗？

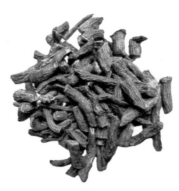

蒲公英根茶

近几年，蒲公英根茶已成为独立的商品，在市场上越来越受到追捧。要了解蒲公英根，我们应该先从蒲公英说起。

蒲公英俗称婆婆丁、黄花地丁，生长在田间地头，是人们喜欢吃的一种野菜，可凉拌，也可以蘸酱吃，属于药食两用的植物。蒲公英是菊科植物，全草入药，全国各地均有分布。

蒲公英味苦、甘，性寒，归肝、胃经，具有清热解毒、消肿散结、利尿通淋之功。主要用于治疗疔疮肿毒、乳痈、目赤、咽痛、肺痈、肠痈等症。

蒲公英在很多本草著作中都有记载。《本草正义》中记载："蒲公英，其性清凉，治一切疗、疮、痈、疡，红肿热毒诸症，可服可敷，颇有应验……干者煎服，一味亦可治之，而煎药方中，亦必不可缺此。"也就是说，蒲公英既可以内服，也可以外用，可以鲜用，也可以晾干后使用。

现代蒲公英主要用于治疗上呼吸道感染、扁桃体炎、咽喉炎等各种炎症。《中国药典》中规定，蒲公英的入药部位是干燥全草，包括根。因此，蒲公英根的功效主治与蒲公英是相同的。市场上销售的蒲公英根茶一般经过了炒制，苦寒之性有一定的降低，但也属于寒凉药，商家们对蒲公英根宣传的超出蒲公英药材的种种功效，目前还缺乏相关研究的支持，应谨慎对待。

蒲公英药性苦寒，用量过大容易导致恶心、呕吐、腹部不适，以及缓泻等胃肠道反应，体质虚寒、肠胃不好及低血压的人不宜服用。

■ 金银花泡水喝需要注意什么？

金银花，又名忍冬花、双花、二宝花。它既有观赏性，又是一味药用价值极高的中药。金银花有清热解毒、疏散风热的功效，可以治疗外感发热、咽喉肿痛、热毒血痢、痈肿疔疮等症，是治疗一切内痈外痈的要药。现代药理研究证明,金银花含有绿原酸和异绿原酸,有比较广谱的抑菌作用。

金银花以花蕾或初开的花入药,夏季用其花蕾泡茶饮用,有清凉解暑、清热解毒的作用。用金银花代茶饮,可抑制与杀灭咽喉部的病原菌,有着辅助抗感染的效果。但是,金银花味甘、性寒,不能长期服用。所以,我们有必要来了解一下金银花泡水喝的注意事项。

1 经期禁止服用

金银花性寒,寒主收引,寒性凝滞,容易加重女性宫寒、痛经及月经不调等症状。所以,女性在月经期间最好不要服用金银花,以免对身体造成不利的影响。

2 忌过量服用

金银花性寒,服用过量很容易导致肠胃不适及腹泻等症状。过量或长期泡水喝很容易导致脾胃虚寒的证候。所以,用金银花泡水喝要病愈即停。

3 金银花水不易冷服

金银花药性寒凉,应该趁热喝,泡水后放冷服用容易导致肠胃不适及腹泻的情况。

4 金银花水隔夜慎服

金银花水隔夜之后最好不要饮用,避免由于隔夜而滋生细菌、变质,从而影响健康。

5 脾胃虚寒者慎用

金银花性寒,脾胃虚寒患者属于虚寒体质,用金银花泡水喝,不但不能够调养及保健身体,反而会加重胃寒所致的症状,不利于患者的健康。

总之,金银花药效虽好,但并不是人人都适合服用,一定要根据自身的体质状况来辨证选择,以免适得其反。

■ 板蓝根是治疗传染病的神药吗？

关于板蓝根解毒的传说,最早要追溯到神农尝百草。传说,神农氏为寻找能治病的草药,跋山涉水,尝遍百草。有一次,他尝过一种草药后未出现中毒的情况,此后遍尝百草时,他就随身携带此药,以解身上所中之毒,此草据传为菘蓝,即板蓝根。板蓝根为十字花科菘蓝的干燥根,具有清热解毒、凉血利咽之功,用于治疗瘟疫时毒、发热咽痛、温毒发斑、痄腮等。

实际上,板蓝根并不能解百毒、治百病,常喝还会造成不良反应。那么,哪些人不适合服用板蓝根制剂呢？

体质虚寒者	板蓝根苦寒败胃,有碍消化功能,所以平素脾胃虚寒、胃口不好、易患腹泻的人,不宜服用板蓝根,否则会引起胃痛和食欲缺乏,以及加重症状。
风寒感冒者	恶寒重、发热轻、无汗、鼻塞流清涕、口不渴、白痰多等症状,本来就属于寒证,用板蓝根这类苦寒药会适得其反,加重病情。
婴幼儿和年老体弱者	板蓝根是一种药性寒凉的中药,对于婴幼儿和年老体弱者来说,他们抵抗力差,身体本来就很虚弱,并且没有实火热毒,服用板蓝根不仅不能治病,还会伤人脾胃之气,让虚者更虚,因此当禁用板蓝根。
过敏体质者	过敏体质的人群可能对板蓝根过敏,出现头晕、呕吐等不良反应。在临床中也出现了使用板蓝根冲剂造成小儿过敏反应、消化系统和造血系统损害的病例。
糖尿病患者	糖尿病患者群体也不宜服用含糖的板蓝根制剂。

总之,每一味中药都有自身的药性和治疗作用,板蓝根只是一味具有清热解毒功能的中药,并不是万能的神药,所以,我们在服用时要结合自身的体质情况,合理地选用。

■ 野菊花就是野生的菊花吗?

野菊花不是野生的菊花。首先,从《中国药典》来看,野菊花和菊花虽然都是菊科植物,但由于种属不同,两者是不同的,它们是同科属不同种类的中药。野菊花为菊科植物野菊的干燥头状花序,主治疗、疮、痈、肿、咽喉肿痛、目赤肿痛、头痛眩晕、湿疹、风疹等症。那么,野菊花和菊花都有哪些区别呢?

野菊花味苦、辛,性微寒,归肝、心经,具有清热解毒、泻火平肝的功效。菊花味甘、苦、辛,性微寒,归肺、肝经,具有疏散风热、平抑肝阳、清肝明目、清热解毒之功。由此可见,野菊花偏于清热解毒的作用,而菊花偏于散风清热,以及平肝明目的作用。从口感上说,菊花的口感比较好,有淡淡的甜味;而野菊花的口感有明显的苦味。所以,菊花可以用来代茶饮,而野菊花一般只能入汤剂。

菊花泡水喝具有散风清热、平肝明目的功能,主要用于治疗风热外感,以及肝阳上亢所致的眩晕头痛、眼目肿痛等症。菊花泡茶还有辅助清肝火、降血压的作用。野菊花具有解毒、清热、消肿的功效,对牙痛、口臭都有效,但是,一般情况下不建议大家泡茶饮用,因为野菊花苦寒的药性比较强,易伤脾胃阳气,可能会造成胃部不适、腹泻等不良反应。

中药里的菊花,按产地和加工方法不同,分为"亳菊""滁菊""贡菊""杭菊""怀菊"等。野菊花是单独的一种药,不能代替菊花使用。

■ 鱼腥草、马齿苋等野菜能治什么病?

野菜是非人工种植的蔬菜,是大自然的宝藏之一。用野菜治病,如果使用得当、对症,大多有很好的疗效。鱼腥草和马齿苋是常见的药食两用植物,下面我们就来了解一下鱼腥草和马齿苋的药用价值。

鱼腥草为三白草科植物蕺菜的干燥地上部分,分布于长江以南各省。其鲜品全年均可采割;干品在夏季茎叶茂盛、花穗多时采割,除去杂质,晒干。鱼腥草有清热解毒、消痈排脓、利尿通淋的功效,用于肺痈咳脓、痰热喘咳、热毒疮痈、湿热淋证、湿热泻痢。鱼腥草含有鱼腥草素、挥发油、槲皮苷等,具有抗菌、抗病毒、抗感染、提高机体免疫力、利镇痛、促进组织再生和伤口愈合,以及镇咳作用。

马齿苋为马齿苋科植物马齿苋的干燥地上部分,夏、秋两季采收,除去残痕和杂质,洗净鲜用;也可略蒸或烫后切段,或者晒干生用。马齿苋有清热解毒、凉血止血、止痢的功效,用于治疗热毒血痢、热毒疮疡、崩漏便血、湿热淋证、带下等症。马齿苋也是药食两用的药材,含有丰富的维生素、氨基酸、有机酸和矿物质,具有抗菌、抗氧化、延缓衰老、双向调节心肌收缩力、利尿及降低胆固醇的作用。马齿苋对消化道黏膜具有一定的保护作用,可降低内脏对外来刺激的敏感性,有助于保持正常的胃肠道节律,从而达到缓解腹泻等的效果。

根据自身的身体情况,适当地食用一些野菜,对我们调节身体疾患和养生保健都有积极意义。

■ 老年人便秘适合吃什么中药?

老年人便秘多是由肠胃功能较弱、摄入食物消化缓慢、肠胃蠕动减弱而引起的,所以在对老年人用药时要科学严谨,否则会适得其反。在选择中药的时候,要选择一些润肠通便、补虚滋养的中药。

火麻仁为桑科植物大麻的干燥成熟果实,全国各地均有栽培。秋季果实成熟时采收,除去杂质,晒干。生用,用时打碎。其以颗粒饱满、种仁色乳白者为佳。火麻仁可润肠通便,李时珍在《本草纲目》里记载:"火麻仁味甘,性平,归脾、胃,补中益气,久服康健不老,神仙也,润肠通便。"火麻仁与紫苏子均有润肠通便、补虚

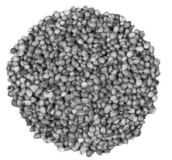

火麻仁

滋养的功能,配伍使用可以增强疗效,用于治疗老年人肠燥便秘。应用火麻仁时,注意不能过量食用,否则可引起中毒。

松子仁为松科乔木红松的种仁,主产于东北,在果实成熟后,采收、晒干、去硬壳,取出种子。松子仁以颗粒饱满、浅黄白色、不泛油者为佳,不仅

是坚果零食,也是一种润肠通便的中药。松子仁所含油脂丰富,脂肪油含量约占74%,主要为油酸酯、亚油酸酯。松子仁性味甘,性温,入肺、肝、大肠经,是润肠通便的良药,兼具润肺止咳的功能,常用于津枯肠燥便秘证及肺燥干咳证,尤其适合老年人体虚所致的顽固性便秘。在生活中,松子仁的吃法也多种多样,最常见的食疗方法为:

1 松子仁粥

取松子仁30g,粳米100g,加白糖适量,煮成松子仁粥食用,有润肠通便的作用。

2 松子仁鸡肉粥

松子仁50g,鸡胸肉100g,粳米100g,蜂蜜适量。将松子仁研碎,鸡胸肉剁成泥,与粳米一起煮粥,粥熟后放入蜂蜜即可。用于治疗肺燥咳嗽,老年慢性便秘患者早晨食用。

■ 番泻叶能长期服用吗?

番泻叶为豆科植物狭叶番泻或尖叶番泻的干燥小叶,是常用的药材,主产于印度、埃及、苏丹,我国广东、广西及云南省也有栽培,其主要功效为泻热通便、消积除满,用于治疗热结便秘、食积胀满、腹水肿胀。本品苦寒清泄沉降,味甘、苦,性寒,入大肠经。既能泻热通便、导水湿热毒外出,又行水而退水肿、消食积。功似大黄,泻热通肠力亦强,优点是长于滑润大肠。

现在的一些减肥保健品中也含有番泻叶,其可通过泻下作用达到减肥的目的。番泻叶具有很强的泻下作用,很多便秘的老年人常用番泻叶泡水喝,但是,番泻叶不宜长久服用,下面让我们来了解一下服用番泻叶要注意的问题。

1 现代药理实践表明,番泻叶中含有蒽醌衍化物,其泻下作用及刺激性比含蒽醌类的其他泻下药更强,因而泻下时可伴有腹痛,所以不宜长时间服用。

2 根据以往报道的病例数据,发现有的人在大剂量服用番泻叶后,会出现恶心、呕吐等现象,因此,番泻叶的使用应该合理地进行,千万不要长期大量服用。

3 长期使用番泻叶可能会让我们的肠胃蠕动功能减弱,尽管能获得一时性的排便轻松,但是时间一长,就很容易导致排便更困难的情况。

4 女性哺乳期、月经期及妊娠期忌用。

在使用番泻叶泡水喝时,可以配伍陈皮一起服用,因为番泻叶苦寒泻下力强,常伴有腹痛,陈皮味辛、苦,性温,能理气健脾、燥湿化痰,有行气、和胃、止呕之功,两者配合使用,可达到泻下理气、疏通肠道之功,又不至于引起腹痛及过度的腹泻。

■ 核桃补脑吗?

核桃是一种药食同源的中药,属于中药分类里的补阳药。《中国药典》里记载的核桃仁的功能为补肾、温肺、润肠,用于治疗肾阳不足、腰膝酸软、阳

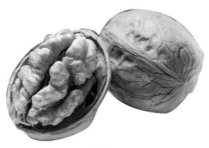

核桃

痿遗精、虚寒喘嗽、肠燥便秘。我们不难发现,《中国药典》中记载的核桃仁的功效中并没有补脑之说,那么,核桃补脑的说法是怎么来的? 核桃到底能不能"补脑"呢?

民间认为,核桃补脑这一说法很大程度上来源于古代"取象比类"的思维方式,认为核桃仁形似大脑,所以有补脑的作用。但无论是《中国药典》,还是古代文献,都没有关于核桃能"补脑"的记载。中国古代对大脑的功能和解剖都缺乏明确的认识,所以,核桃"补脑"不是中医的传统说法。

从营养角度讲,核桃仁确实含有一些有益于大脑的物质,核桃仁中含有

大约35%的蛋白质和60%以上的脂肪,脂肪中80%以上是油酸、亚油酸和亚麻酸等不饱和脂肪酸,是大脑需要摄取的营养物质。

从大脑的营养需求来说,核桃确实是一种很好的食品,但目前的研究没有发现核桃中含有"补脑"的特异性成分,因此,食用核桃无法对提高智力产生立竿见影的神奇效果。

核桃仁作为中药,主要治疗肾阳虚衰、腰痛脚弱、小便频数。核桃仁虽然能温补肾阳,但是药力较弱,多入复方,配合其他补阳药使用;还可以补肺肾、定喘咳,治疗肺肾不足的虚寒喘咳、肺虚久咳、气喘,如人参胡桃汤;还可以润肠通便,治疗肠燥便秘。

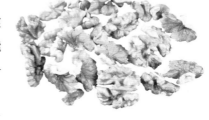

核桃仁

■ 茯苓有什么功效?为什么如此受养生人群追捧?

说到茯苓,大家就会想到龟苓膏、茯苓糕干、茯苓夹饼等以茯苓为主要食材制成的食品。可见,茯苓历来是生产制作滋补保健食品的重要原料。茯苓被誉为中药八珍之一,是我国传统的常用中药材和药食两用资源。茯苓补而不腻,利而不猛,既能扶正,又能祛邪。

茯苓药用已约有2000年的历史。汉代《神农本草经》把茯苓列为上品,谓其"久服安魂、养神、不饥、延年"。古人称茯苓为"四时神药",因为它的治病范围比较广泛,对于寒、温、风、湿诸疾,不分四季,都能发挥其独特的功效。临床上茯苓和其他中药的配伍率达到70%以上,称为"十方九苓"。《中国药典》(2020年版)中收录的含茯苓的中成药有239种,如六味地黄丸、金贵肾气丸、参苓白术丸、十全大补丸等经典成药。

茯苓味甘,药性平和,入心、脾、肾经,具有利水渗湿、健脾安神的功效,对脾虚食少、水肿尿少、痰饮眩悸、便溏泄

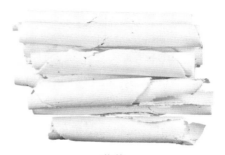

茯苓

泻、心悸失眠等症有很好的治疗效果。现代医学研究发现，茯苓的药理作用很广泛，具有增强机体免疫功能、抗肿瘤、保肝护胃、镇静促眠、预防结石、抗衰老、抗菌、抗感染、抗病毒等作用。

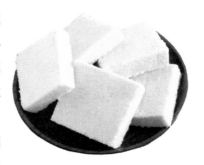

茯苓可以用来熬粥，或者制作一些糕点，也可以搭配薏米煮茶。其制品可以健脾祛湿，搭配陈皮，具有化痰祛脂的作用。

茯苓糕

■ 陈皮就是我们平时吃的橘子皮吗？它到底治疗什么病？

很多人都知道，陈皮具有化痰、助消化的作用。我们平时吃橘子剥下的橘子皮，晾干后就是陈皮吗？用它泡水是不是能达到中药陈皮的效果呢？

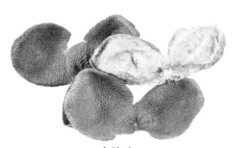

陈皮是芸香科植物橘及其栽培变种的成熟干燥果皮，具有理气健脾、燥湿化痰的功效，用于治疗脾胃气滞证、呕吐证、呃逆证、湿痰寒痰证，为治痰要药。我们自己在家晒干的橘子皮还算不上陈皮，勉强算是陈皮的原材料。真正的陈皮，是将鲜橘子皮洗净、风干、晾晒，经过陈化而来。陈皮经晾晒或者低温干燥，质量以陈久者为佳。

广陈皮

陈皮的商品分为陈皮和广陈皮。陈皮来源于各类普通橘的果皮。广陈皮是著名的道地药材，是广东茶枝柑的果皮，以广东省江门市新会区产的最佳，所以也叫新会陈皮。这种陈皮一般需要经过3年以上的陈化才能达到质量上乘的标准，要在干爽、通风的条件下，把陈皮放在透气良好的麻袋内，随着时间的推移，干皮内的有效内含物在酵素的作用下消长变化，而导致其色、香、味和成分发生变化。陈化分为干仓陈化、湿仓陈化、干湿交替陈化，以及利用空调和抽湿机的恒温、恒湿陈化。只有经过陈化的陈皮才能达到治疗效果。

陈皮的相关配伍

1	治呕吐呃逆。用陈皮、竹茹、大枣、生姜、甘草,水煎服,每日1剂,可以治疗呕吐病症。
2	治风寒感冒。陈皮、生姜、葱白放入锅中煎煮,服用后可以散寒、理气,对于流清涕、畏寒、食欲缺乏等症状有很好的治疗效果。
3	治咳嗽痰多。将陈皮洗净、切细,然后把粳米和陈皮放到锅中煮粥,每天服用1次,对于咳嗽痰多有很好的治疗效果。
4	与苍术、厚朴等同用,用于治疗中焦寒湿、脾胃气滞者,对脘腹胀痛、恶心呕吐、泄泻有很好的治疗效果。
5	与山楂、神曲等同用,用于治疗食积气滞、脘腹胀痛者。

对于气虚及阴虚燥咳患者不宜使用,有实热者不宜多食。

■ 橘红、化橘红、橘核、橘络、橘叶都是什么药材?

橘红、橘核、橘络、橘叶是同一种植物的不同用药部位。橘红是芸香科植物橘及其栽培变种的外层果皮;橘核是橘的种子;橘络是橘的中果皮和内果皮中间的纤维素群;橘叶是橘的叶。

这些药材虽然出自同一植物,但功效有别:橘红具有理气健脾、燥湿化痰之功;橘核的功能为理气散结、止痛,适用于疝气疼痛、睾丸肿痛及乳房肿块等;橘络的功能为行气通络、化痰止咳,适用于痰滞经络所致的胸痛、咳嗽、痰多;橘叶的功能为疏肝行气、散

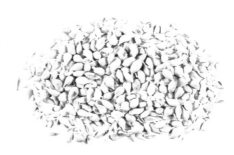

橘核

结消肿,适用于治疗胁肋作痛、乳房结块等症。

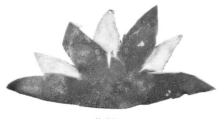

化橘红

化橘红有别于以上药材,它是芸香科植物化州柚或柚的未成熟或接近成熟的外层果皮,以产自广东化州为道地药材,具有理气宽中、燥湿化痰的作用。化橘红的化痰效果非常好,适用于湿痰或寒痰咳嗽、胸痛憋闷等症。

目前,化橘红是市场上比较热销的养生保健药材。化橘红最早见于清代赵学敏的《本草纲目拾遗》,其收载的《岭南杂记》谓:"化州仙橘,相传仙人罗辨种橘于石龙之腹……其皮厘为五片七片,不可成双,每片真者可值一金……化皮赝者多。"化橘红"陈久者良",因为在陈化过程中,黄酮类内含物会越来越丰富,因此药效也会越加明显,口感会变得更好,苦涩刺激味变少,回甘陈香更足。

化橘红适于哪些人群呢? 化橘红泡水喝适用于治疗慢性咽炎,感冒后咳嗽,腹部损伤久咳,季节性咳嗽,雾霾咳,以及哮喘、肺气肿、慢支等原因引起的咳嗽、痰多、喘促,尤其适合教师、主播等职业人群饮用,以保护嗓子。

■ 孩子吃饭不消化,消食中药怎么选?

消化不良是儿童的常见问题。中医把儿童消化不良分为两种情况:一种是乳食内积,简单来说,就是饮食不节制,吃多了,会出现大便酸臭或便秘,舌苔白厚或黄厚腻,夜卧不安,小便短黄,可伴有低热。另一种情况是脾虚夹积,就是因脾胃虚弱引起的消化不良,会出现面色萎黄、体形消瘦,吃一点儿东西就饱,舌苔白腻,大便溏薄酸臭。对于以上证候,中药里的一些药食同源药物是十分适用的,如山楂、莱菔子、麦芽等,下面让我们简单介绍一下。

山楂

1

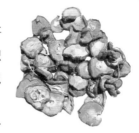

山楂性味酸、甘,性微温,归脾、胃、肝经,消食化积、活血化瘀。山楂善消肉食积滞。消食导滞宜用焦山楂。《本草纲目》记载:"化饮食,消肉积,癥瘕,痰饮痞满吞酸,滞血胀痛。"山楂善消腥膻油腻之积,常用于治疗食积脾弱、胃脘胀满等。凡是肉食积滞之脘腹胀满、嗳气吞酸、腹痛便溏者,均可使用。

麦芽

2

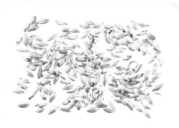

麦芽味甘,性平,归脾、胃、肝经,消食健胃、回乳消胀,能消米、面、薯、芋等积滞者。尤其能促进淀粉类食物的消化。麦芽还能用于断乳、治疗乳房胀痛等。消积食宜炒焦使用。

神曲

3

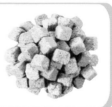

神曲为面粉和药物混合后经发酵而成的加工品。其药味甘、辛,性温,归脾、胃经。神曲能行散消食、健脾开胃、和中止泻。

莱菔子

4

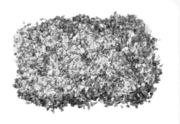

莱菔子为萝卜的成熟种子。其药味辛、甘,性平,归肺、脾、胃经。消食除胀,降气化痰。莱菔子与木香配伍,可消食化积、行气消胀。用于治疗食积气滞、脘腹胀痛、泻痢不畅。

5

鸡内金

鸡内金为鸡的砂囊内壁。其药味甘，性平，归脾、胃、小肠、膀胱经，能消食健胃、涩精止遗。鸡内金的消食化积作用较强，可健运脾胃，广泛用于米、面、薯、芋、乳、肉等各种食积证，可以治疗肾虚引起的遗精、遗尿，还有化坚消石之功。

山楂、麦芽、神曲三者炒焦合用，习称"焦三仙"，应用于治疗各种食积停滞或消化不良。

■ 哪些粮食可以药用？

粮食是大家生活中的必需品。俗话说"民以食为天"，粮食中所含的碳水化合物、脂肪、蛋白质都是人类每天必须摄取的营养物质，很多粮食不但是食物，还能入药。例如，粳米是大米的一种，具有补中益气、健脾和胃、除烦止渴、止泻痢之功。《本草纲目》载，粳米"温中，和胃，长肌肉，壮筋骨"。可用于治疗机体气血不足、阴阳亏虚之证。

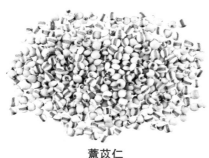

薏苡仁

薏仁米也是一种常用中药。薏仁米在中药学中叫作薏苡仁，是禾本科植物薏苡的干燥成熟种仁，能利水消肿、渗湿、健脾、止泻、除痹、排脓、解毒散结。用于治疗小便不利、水肿、脚气、脾虚泄泻、风湿痹痛、筋脉拘挛、肺痈、肠痈等。因为薏苡仁性凉，所以孕妇应慎用。《本草纲目》中记载："薏苡仁，阳明药也，能健脾、益胃。虚则补其母，故肺痿肺痈用之。筋骨之病，以治阳明为本，故拘挛筋急、风痹者用之。土能生水除湿，故泻痢、水肿用之。"

薏苡仁的做法有很多，可以煮成薏米水，也可以与赤小豆一起熬红豆薏米粥。薏苡仁利水除湿、健脾益胃，赤小豆利水消肿，两者熬粥食用，能健脾利湿、利水消肿。

赤小豆是豆科植物赤小豆的干燥成熟种子,利水消肿,解毒排脓。用于治疗水肿胀满、脚气水肿、黄疸尿赤、风湿热痹等症。

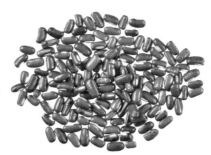

赤小豆

白扁豆有健脾化湿、和中消暑的作用,用于治疗脾胃虚弱、食欲缺乏、大便溏泻、暑湿吐泻等症。

除了以上我们提到的这些药食同源的中药以外,我们日常接触到的可入药的粮食还有绿豆、黑芝麻,黑豆、浮小麦、莲子、芡实等,它们不仅能让我们填饱肚子,还对疾病有一定的治疗作用,这就是祖国医学药食同源的神奇之处。

■ 熏灸时为什么要使用艾灸?

我们的祖先在熏灸的实践过程中,对其材料也有所选择。据古籍记载,有松、柏、竹、橘、榆、枳、桑、枣八木不宜作为灸火之说,因其对人体有所伤害,所以逐渐被淘汰。但用艾叶熏灸则疗效极佳,所以后来逐渐多用艾叶来代替其他灸疗。

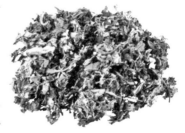

艾灸,是用艾叶制成的艾条、艾炷、艾绒,加热后产生温热,刺激人体穴位或特定部位,通过温煦气血、加强体内气血运行、疏通经络、温经通痹来调整人体紊乱的生理功能,达到治病、防病目的的一种治疗方法。艾灸的作用机

艾叶

制与针灸有相近之处,并与针灸有相辅相成的治疗作用。艾灸具有操作简单、成本低廉、效果显著等诸多优点。

艾灸的种类有很多,可分为直接灸、间接灸、艾条灸和艾灸盒。艾灸的主要原料是艾叶。艾叶性温辛香、暖宫温经、止血行气、散寒止痛。《本草纲目》中记载:"(艾叶)灸之则透诸经,而治百种病邪,起沉疴之人为康泰,其功亦大矣。"

艾灸的作用有很多：

1 通络止痛。艾灸相应的穴位，就可起到调和气血、疏通经络的作用。临床上可用于治疗疮疡、冻伤、扭挫伤等。

2 温经散寒，促进人体气血运行。艾灸可用于治疗血寒运行不畅、痹证、腹泻等。

3 扶阳固脱。由于艾叶有温阳的性质，用艾炷熏灸关元、神阙等穴位，在临床上常用于治疗卫阳不固、腠理疏松所致的脱肛、久泄等症。

4 艾灸还能防病保健。现代临床发现，常灸足三里、大椎等穴，能激发人体正气，增强抗病能力，对于亚健康状态的人有很好的调理作用。

■ 人参和西洋参有什么区别?

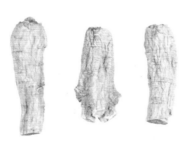

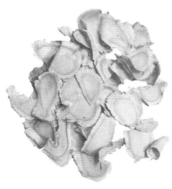

西洋参

人参是补气药里当之无愧的王者。中医认为，人参可以大补元气，是补肺、补脾之要药，同时补益心气、肾气。人参作用全面，力量强大，适用于人体的多种气虚症状。人参有大补元气、复脉固脱的作用，常常用于抢救危重患者。"独参汤""参附汤"都是古代抢救危重患者的重要方剂。人参虽好，也不可滥用，因为它力量强大，使用不当会造成一些不良反应，所以要注意用法用量。儿童为稚阴稚阳之体，孕妇容易阴虚阳亢，体瘦的人阳常有余、阴常不足，这些人都容易"上火"，皆不宜服用人参。

西洋参原产于北美洲，主要在加拿大南

部和美国北部,200多年前传入我国,又称"洋参""花旗参"。它与人参同为五加科植物,都含有人参皂苷,只是人参皂苷的含量和种类有所差异,两种参的外形和口味也比较接近。西洋参也能补益元气,但作用弱于人参;其药性偏凉,兼有清火养阴生津的作用。二药皆能补脾肺之气,主治脾肺气虚之证,只是人参作用较强,西洋参弱一些。西洋参偏于苦寒,兼能补阴,较宜用于热病等所致的气阴两虚。那些平时比较爱"上火"的人,可以考虑用西洋参补气。相比人参,西洋参的不良反应比较少,主要是一些轻微的过敏。

人参、西洋参都属于贵重中药,一般不宜与其他药物混煎,适合使用文火单独煎煮,或者切片泡水,连渣服用。

■ 所有人都适合吃人参吗?

人参一直是十分受青睐的一种中药材。一个在影视剧中经常会出现的桥段是"此病需千年野山参方可治愈"。"吃人参能进补""生病了就是体虚、就需要进补"等观念深入人心。殊不知,人参虽好,却不是"万灵药物",也不是"万能补品",不可滥用。

人参可大补元气、安神益智,乃拯危救脱、补气强身之要药。如果本身体质壮实,并无虚弱现象,则不必进服补药,这时候用人参进补,往往会导致闭气,而出现胸闷腹胀等症。人参中所含的皂苷根据用量不同,会对神经系统产生不同的作用,长期小剂量服用会导致中枢神经系统兴奋,如果本身就有失眠的困扰,就会加重症状,导致精神高度兴奋、烦躁不安、容易激动。血液黏度高的患者也不适合日常服用人参。血液黏度

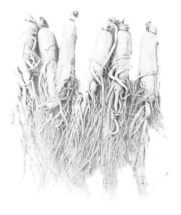

人参

升高,导致血流不畅,中医称之为"瘀血"。人参有促进红细胞生长的作用,红细胞增多会增加血液的黏稠度,有碍病情的好转。此外,人参在调节血压、血脂方面仍然有许多不确定性和双重性,因此,长期服食人参并不可取。

很多家长怕孩子营养不良,每天想方设法为孩子在饮食上进行补足。不少家长在听说人参具有安神益智的功效后,便为孩子服食人参进补。殊不知,中医认为儿童乃纯阳之体,本身就偏热,再服食人参大补,会对其生长发育产生不良影响。现代研究也佐证了这一点,人参皂苷会产生类激素样作用,可引起性早熟,14岁以下儿童忌用,新生儿、婴幼儿更要禁用。

■ 中药桃仁是我们平时吃的桃子的种子吗?

要想了解这个问题,首先要分清"种子"指的究竟是哪一部分。

我们常吃的"果肉",其实是桃子的中果皮部分。我们平时说的"种子",又分为果核、果仁、种皮、子叶和胚芽。

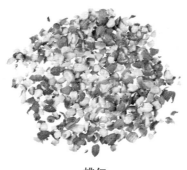

桃仁

作为中药材使用的桃仁,是桃或山桃的种子,在桃子成熟后采摘,除去果肉和核壳,取出其中的种子,晒干后药用。除此之外,我们在市场上见到的桃子品种很多,常见的有油桃、蟠桃、寿星桃等。这些桃属于桃的变种,它们的种子是不可以入药的。

桃仁可以治疗气血运行不畅所导致的胸闷、胸口刺痛等症。桃仁有活血祛瘀的功效,可以治疗女性因气血瘀阻所致的痛经、乳房疼痛、胸肋胀闷等症,这时候会用到桃仁,以及一些含有桃仁的中成药,这是因为桃仁具有活血力强、能促进新血生长的特点。

秋冬季节,空气干燥,呼吸系统疾病在人群中日益增多。咳嗽、气喘等病症成为困扰现代人的常见病。在现代研究中发现,桃仁中含有苦杏仁苷,对呼吸中枢有一定的抑制作用,在治疗咳嗽气喘方面有很好的疗效。

随着老年人身体功能的衰退,他们的肠胃蠕动缓慢,肠内津液亏虚,经常会有肠燥便秘的困扰,这时可以食用五仁粥。桃仁性平和,味苦微甘,含有丰富的油脂,一方面可以润滑肠道,便于干结的大便排出;另一方面,脂肪油在肠内分解代谢后可以温和地刺激肠道,加强肠道的蠕动,从而解除排便困难。

桃仁虽有诸多好处，却不是人人都可食用。因为桃仁具有强大的活血祛瘀的作用，孕妇是不可以食用的。

桃仁的做法有很多，不过，食用桃仁或者食用过量的桃仁会对人体产生毒害，因此，我们在食用桃仁的时候，一要注意必须把桃仁做熟，二要注意每次的使用量不宜过大。

五仁粥

取桃仁、芝麻、松子仁、胡桃仁、甜杏仁，将上述五仁一起碾碎，混合之后添加到淘好的粳米中，放入锅中，大火烧开后改小火，直到粥变得浓稠软糯，可根据个人口味适量加入白糖。此粥对老年人肠燥津亏、大便秘结有很好的疗效。

■ 藏红花是产在西藏吗？

藏红花又叫番红花或西红花，是鸢尾科植物番红花的干燥柱头。作为驰名中外的"藏药"，其药效奇特，尤其以活血、养血而闻名天下。然而，我国西藏并不生产藏红花。

藏红花原产于希腊、西班牙、伊朗等欧洲及中东地区。在古代，藏红花一般是从地中海，经西班牙、波斯等国，翻越喜马拉雅山来到中国，而西藏是这一路程的必经之地，久而久之，人们便认为这种红花是西藏所产，所以给了它"藏红花"的名号。

市场上藏红花价格昂贵，这就使得某些不法商贩动起了歪心思，用伪品进行冒充。这里介绍一种最常见的藏红花的鉴别方法：泡水法。具体的操作方法：取几根样品藏红花花丝和一只盛有温水的白瓷碗，将花丝泡入水中，注意观察，可见明显的黄色有效成分从花丝周围释放出来，成直线向下慢慢扩散，水被染成明亮清透的金黄色。藏红花在水里不会马上变碎，水面无油状漂浮物，十几分钟后，整杯水都变成了漂亮的明黄色（其颜色被伊朗人称为"帝王之色")。泡在水中的藏红花一端较细,另一端略膨大,呈漏斗状。如果经过这一番操作,杯中的变化符合以上特征,基本就可以判断买到的藏红花是真的了。

藏红花有活血化瘀、凉血解毒、解郁安神的功效,被中外医学界广泛应用,以预防和治疗脑血栓、脉管炎、血亏体虚、月经不调、产后瘀血、跌打损伤、神经衰弱等疾病。

藏红花功效虽多,但也不是人人适用。妊娠期、经期女性及有出血的患者不可以使用,年龄太小的孩子也不适合食用藏红花。藏红花日常滋补养生的最常见用法是泡水喝,每次用量建议为5~10根,不宜过多。

■ 秋天嗓子干燥、咳嗽,适合吃川贝吗?

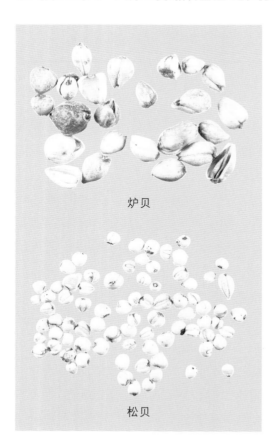

炉贝

松贝

入秋以来,许多人都出现了呼吸不畅、咳嗽不止等症状。根据中医五行理论:"燥为秋令主气,与肺相应。肺为娇脏,喜清肃滋润而恶燥……故燥邪最易伤肺。"因此,在秋天做一些清肺、润肺的药膳来应对嗓子干燥、咳嗽,便成了很多人的选择。最常见的药膳如川贝雪梨盅、川贝蜂蜜水等。

川贝为百合科植物川贝母、暗紫贝母、甘肃贝母等的鳞茎,按性状不同,分别习称"松贝""青贝""炉贝"。在不同的川贝品种之中,以松贝品质最好,治疗效果最佳。

川贝为清泄润肺之品,善于

清肺化痰、润肺止咳,对肺热燥咳及虚劳咳嗽、久咳不愈有极佳的疗效。川贝能开郁散结,在治疗咳嗽有痰、痰热胸闷时,常会组方使用。

川贝属于比较名贵的药材,特别是川贝母(松贝),价格很高。川贝煎服的常用量为3～10g,研末冲服用量为1～2g,日常保健可以研末使用。

川贝不宜与乌头类药材同用。脾胃虚寒及有湿痰者也不宜服用。

最后介绍一种简单的药膳,最为适合在秋冬季食用。

 小贴士

川贝杏仁银耳羹

把杏仁去皮尖;川贝洗净,去杂质;银耳发透去蒂根,撕成瓣状;把杏仁、银耳、川贝同放入炖锅,加入冷水300g,置于旺火上烧沸;再用小火煮1小时,下入冰糖调匀,即可盛起食用。

■ 苦杏仁有毒吗? 到底治疗什么病呢?

在电视剧里,我们看到过这样的桥段:剧中人物因吃苦杏仁而中毒身亡。因此,人们便会有这样的疑问:苦杏仁有毒吗? 能导致人死亡吗? 是的,苦杏仁是有毒性的,根据《中国药典》的记载,苦杏仁味苦,性微温,有小毒。但是,我们也不用谈"毒"色变。在药物学中,毒性可以看作药物的一种偏性,如剂量过大、炮制不当、药不对症等,都是引起中药中毒的原因。

苦杏仁的毒性主要来自于苦杏仁苷。苦杏仁苷进入人体后,可以产生氢氰酸,抑制呼吸中枢,引起窒息。中毒的症状通常是眩晕、头痛、呼吸急促、恶心呕吐、昏迷等,严重者甚至会导致死亡。但要引发如此严重的毒性反应,儿童需要服下10~20粒的苦杏仁,成年人要服下40~60粒。因此,正常使用苦杏仁并不会产生严重

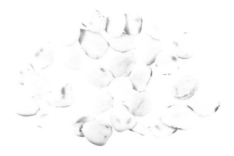

苦杏仁

的毒性反应。苦杏仁中的苦杏仁苷既是引发毒性的成分,也是其主要药效成分,少量苦杏仁苷逐渐产生的微量氢氰酸,可以起到镇咳、平喘的效果,对新病咳嗽、外感风寒引发的咳喘、支气管炎有很好的疗效。除此之外,苦杏仁中含有大量的油脂,对肠燥津亏引发的便秘,可以起到润肠通便的作用。

苦杏仁的日常使用方式主要是做成粥食用,下面给大家介绍一种可以养阴清肺、止咳化痰的药膳。

小贴士

杏仁川贝粥

取粳米100g,杏仁10g,川贝6g,冰糖适量。杏仁去尖去皮、烫透,川贝洗净。粳米用冷水浸泡半小时后捞出。锅中加1L冷水,将杏仁、粳米、川贝放入,大火烧沸,改小火熬煮,粥将成时,依据个人口味下入冰糖,稍焖片刻即可。

■ 为什么同样是咳嗽,药师会推荐不一样的药呢?

咳嗽是疾病过程中表现出来的一个孤立的现象,是疾病的一个症状,感冒、慢性咽炎、服用某些降压药都会导致咳嗽,而通过病症判断证候、辨识疾病,则体现了中医辨证施治的治疗理念。因此,应对不同证候导致的咳嗽,我们选用的药品也不尽相同。

1 风寒型外感咳嗽。伴有稀白痰、鼻塞流清涕、头痛怕冷、舌苔薄白等病症。对于这种情况,可在风寒感冒的治疗基础上增加止咳化痰、疏风宣肺的药物。常用的中成药一般含有麻黄、半夏、苦杏仁、橘红等中药,用法用量要严格控制,不能超过说明书规定的用法用量,高血压患者在使用时须注意监测血压。

2 　　风热型外感咳嗽。咳嗽伴有黄痰,并且有明显的咽痛、口渴、身上发热、舌苔黄的表现。应对这种咳嗽时使用的中成药往往含有疏风止咳、清热解毒的药材,如鱼腥草、黄芩、板蓝根、石膏、蛇胆等,这些药材清热止咳的作用比较强。需要注意的是,脾胃虚弱或虚寒、经常腹泻便溏的患者应注意用法用量。

3 　　风邪犯肺型咳嗽。以阵发性和刺激性呛咳为主要表现,并在遇外界环境变化时反复发作。这种咳嗽并不伴有很多痰。对于这种咳嗽,一般采取疏风宣肺的方式进行治疗,常用的中成药如苏黄止咳胶囊。部分感冒后咳嗽的患者常会进展为这种阵发性呛咳。苏黄止咳胶囊中含有麻黄,高血压患者应慎用。

4 　　干咳、少痰伴有声音嘶哑、口干咽痒、潮热盗汗、手足心热等,症属阴虚的咳嗽。这种咳嗽一般在感冒后出现,常用养阴、润肺、止咳的中成药,如养阴清肺丸、川贝枇杷膏等进行治疗。需要注意的是,痰多咳嗽患者不适合服用上述药物。

　　以上4类常见的咳嗽,用药有所不同,在使用时可以根据不同的症状选择最适合的药物。咳嗽症状比较复杂时,还需要适度地联合用药,但最好在医生或药师的指导下用药。

■ **海带也是一种中药吗?有什么作用呢?**

　　我们日常所说的海带,指的是褐藻门海带目海带科海带属的一种藻类。而中药昆布来源于海带科植物海带或翅藻科植物昆布的干燥叶状体。因此可以说,有一部分海带是作为中药使用的,这一部分在药房中便称作"昆布"。

　　昆布有软坚散结、利水消痰的功效,常用于瘿瘤、瘰疬的治疗。昆布中

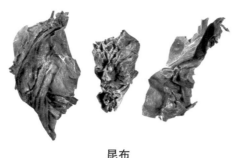

含有丰富的碘,对甲状腺功能有影响,对缺碘性甲状腺肿有预防、治疗的作用,可以暂时抑制甲状腺功能亢进、基础代谢增高。在中医配伍中,昆布常与海藻相须为用,增强昆布的功效。吃昆布能增加体内碘的含量,还有利于降低血液中的胆固醇水平。

昆布

现代研究表明,昆布中含有的多糖和褐藻淀粉硫酸酯有提高免疫功能的作用,有一定的抗肿瘤、抗辐射作用。昆布中的粗纤维含量丰富,对改善热结便秘、水肿、小便不利有良好的作用。昆布味咸,性寒,脾胃虚寒者应慎用。而且,当碘摄入过量时,可能导致甲状腺肿、甲状腺功能亢进、自身免疫性甲状腺炎、甲状腺肿瘤等。所以,食用昆布要适量。

在日常食用海带或昆布时,要避免服用含有甘草的中药或中成药,在中医配伍禁忌"十八反"中记载有"藻戟遂芫俱战草";其次,如果饭中吃了海带,则不建议立即饮茶,因为茶中的鞣酸会导致海带中的铁无法被吸收。

在我们的日常生活中,用海带、昆布制作的菜肴十分丰富,下面介绍两种:

1 杏仁薏米粥

甜杏仁 9g,海藻 9g,昆布 9g,薏苡仁 30g。将前 3 味加适量水煎煮熟烂,再加入薏苡仁,煮成粥。昆布单用利水消肿之功较弱,须与薏苡仁等利水渗湿之品搭配,可用于治疗水肿、脚气水肿等症。

2 昆布海带煮黄豆

昆布、海带各30g,黄豆150～200g。洗净后共煮汤,依据个人口味加盐或糖调味。有消痰、软坚、消瘿的功效。

■ 黄芪治疗什么病？可以平时泡水喝吗？

中医认为，黄芪乃补气之要药，能补一身之气，单取黄芪泡水饮用，可治疗身体困倦、无力、气短。相传，胡适先生中年以后，渐感疲惫不堪、力不从心，便常用黄芪泡水代茶饮用，特别是在讲课之前，总要先饮几口黄芪水，以致精力倍增，讲起话来声如洪钟、滔滔

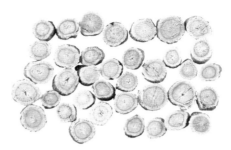

黄芪

不绝。同样，现代的教师群体特别适合日常饮用黄芪水。黄芪兼有升举阳气、益卫固表、强健体魄的功效，可以提高人体免疫力，使卫气充盈于肌表，增强机体的保卫作用。在气温下降时喝黄芪水，有助于预防外感风寒的感冒。现代研究还发现，常喝黄芪水有助于提高血液中的细胞总数及多核白细胞数，从而使身体强健。

科学研究发现，黄芪进入身体后，能对血小板的聚集起到有效的抑制作用，从而减少血栓的形成，同时起到扩张血管的作用，使血液循环加快，有效地降低血压。对于血糖，黄芪具有双向调节的作用。

黄芪对于女性朋友十分有益。黄芪能够促进骨髓造血，其中的黄芪多糖可以减少自由基的生成，对女性贫血有着不错的疗效，并能延缓衰老。

需要明确的是，虽然黄芪是一味很好的强壮补益药，但它是一种温补性药物，易于助火，又能止汗，所以凡有感冒发热、胸腹满闷等症者，不宜服用黄芪；患有肺结核病的人，有发热、口干唇燥、咯血等症状

 小贴士

当归黄芪乌鸡汤

乌鸡肉250g，当归5g，炙黄芪25g。乌鸡肉洗净、切块，当归、黄芪洗净，一起置入瓦锅内，加水适量，文火煮熟，调味即可出锅。此汤营养价值很高，具有气血双补的功效，还有固肾调精的能力。黄芪补气，当归补血，加上滋阴补肾的乌鸡，自然是绝佳的搭配。

者,也不宜单独服用;孕妇不宜长期大量应用。

黄芪除了泡水,煲汤做饭时也可以使用。

■ 虫草就是冬虫夏草吗?虫草花和冬虫夏草有什么关系?

并非所有的"虫草"都是"冬虫夏草"。虫草是麦角菌科虫草属真菌的总称,全世界有几百种,在我国就有几十种。它们都能寄生于昆虫体内,并长出子座。而冬虫夏草只是诸多虫草中的一种,它是冬虫夏草菌寄生在蝙蝠蛾科昆虫幼虫体内形成的。

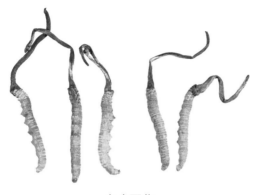

冬虫夏草

冬虫夏草产于海拔2600米以上、5200米以下的地区,所以,我国只有西藏、青海、甘肃、云南、贵州和四川出产。而且,产地的海拔越高,冬虫夏草的个头越大,其中以西藏那曲、青海玉树的最为有名。

虫草花,又称为北虫草、蛹虫草等,是一种富含蛋白质、氨基酸的食用菌类,和冬虫夏草不同的是,虫草花主要为栽培品。虫草花的成分有增强免疫力、调节内分泌的作用,但并未作为药品使用,更常见的是作为煲汤、炒菜的食材出现在餐桌上,并且虫草花不能多吃,过度服用会引起恶心、腹泻等不良反应。

冬虫夏草,位居"中华九大仙草"之列,中医认为其乃治疗肺肾亏虚之要药,有补肾益肺、止血化痰的功效。冬虫夏草中含有18种氨基酸、多种维生素和20余种无机元素,能使人体的免疫系统功能有明显的提高。冬虫夏草对腰膝酸软、肾虚阳痿有很好的治疗效果,对于慢性肾衰竭和慢性肾炎患者,可以起到帮助肾功能恢复的作用。对于体质虚弱及病后体虚、虚劳咳喘的患者,冬虫夏草可以补益肺阴、止血化痰,帮助其身体尽快恢复。

■ 灵芝到底能不能起死回生?

灵芝在我国的民间传说中,一直是一种能够起死回生、使人长生不老的神药。灵芝有漆样的光泽和云状环纹,自古以来就被认作吉祥、富贵、美好和长寿的象征,有"仙草""瑞草"之称。在广为流传的神话故事《白蛇传》中,白娘子为救许仙到昆仑上盗取仙草灵芝,灵芝使许仙起死回生,也成就了一段千古姻缘。

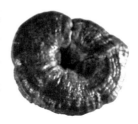

灵芝

虽然真实的灵芝没有神话中那种"起死回生"的神奇效果,但是作为一种名贵的中药,灵芝在很多方面都具有不可估量的价值。灵芝可养心安神,用于心脾两虚、气血不足之心悸失眠等。临床试验表明,灵芝可有效地增加心肌氧和能量的供给,可广泛用于冠心病、心绞痛等的治疗和预防。对于高脂血症患者,灵芝可明显降低血液中的胆固醇、脂蛋白和甘油三酯,对于多种类型的脑卒中有良好的防治作用。在冬季素体虚寒、反复感冒、咳嗽有痰的人不在少数,灵芝有显著的镇咳祛痰及平喘作用,同时,其有免疫促进作用,可有效增强体质、防止反复感冒。灵芝还有补益气血的功效,用于治疗气虚血少、肝肾不足之虚症,其所含的多糖等成分可刺激骨髓造血。虽然灵芝不能使人起死回生,但是现代研究表明,灵芝可以促进和调整免疫功能,增强抗病能力,调节代谢平衡,促进核酸和蛋白质的合成,清除机体产生的自由基,阻止自由基对机体的损伤,以此来达到延缓衰老、增强机体功能的作用。

> **灵芝炖乳鸽**
>
> 小贴士　　取灵芝3g、乳鸽1只、调料适量。乳鸽去内脏、洗净放入盅内,加适量水。灵芝放入盅内,加料酒、葱、生姜、食盐,隔水炖熟。可补气益中,适用于体倦乏力、表虚自汗等症。

■ 阿胶如何吃？适合有什么症状的人吃？

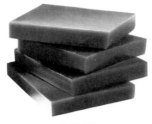

阿胶糕

冬天的脚步临近，许多人开始温补。阿胶与人参、鹿茸被并誉为"滋补三宝"，中药先贤誉其为"圣药""上品"。两千多年来，阿胶一直被公认为治病圣药、滋补佳品，滋补、药用两宜，被李时珍《本草纲目》誉为"补血圣药"。阿胶擅长滋阴补血，用于治疗因出血而导致的血虚诸症，如血虚引发的面色萎黄、头痛眩晕、心悸；又因擅长止血，为止血补血之要药，对女性崩漏下血尤为适宜，并且能通过补血起到濡养皮肤的作用。服用阿胶可使脸色红润，肌肤细嫩、有光泽。阿胶味甘、性平、质润，有滋阴润肺之功，常用于治疗热病伤及肺阴后引发的阴虚燥咳，又因其入肝、肾、肺三经，故有肝肾阴虚火旺所致心烦、失眠等症的患者日常可以服食阿胶，以滋肝肾。

阿胶有一定的滋腻性，脾胃虚弱、消化不良的人，服用阿胶会影响消化功能，以致出现食欲缺乏、脘腹胀满，甚至恶心、呕吐等。患高黏血症、高脂血症者，阿胶能加重瘀滞，使瘀血更为严重，诱发血栓形成。在外感风寒之时服用阿胶，易导致敛邪于内，阻碍风寒的发散，因此也应停服阿胶。

 小贴士

阿胶糕

准备阿胶 250g，黄酒 250g，冰糖 100g，红枣 200g，核桃仁 200g，黑芝麻 250g，枸杞 50g。做法：①将阿胶打成粉备用；②将核桃掰碎，红枣剪成小片；③在盒中刷上一层芝麻油；④将黄酒 250g 和冰糖倒入电饭煲，开大火烧开；⑤待黄酒烧开，冰糖也溶化，再加入阿胶粉，不停地搅拌；⑥阿胶熬至"挂旗"状态时，加入红枣，并将电饭煲调至保温功能；⑦熬至红枣变软时，加入核桃；⑧陆续加入枸杞、黑芝麻，将熬好的阿胶糕装到刷好芝麻油的盒中，自然晾干，从盒子里取出，切成小片即可。

日常从药房中领取的阿胶，会注明"烊化"，即置于碗中，以热水缓缓溶化。在家中也可以自制阿胶糕。

■ 黑枸杞与枸杞子有什么区别？

枸杞是老百姓最熟悉的保健品之一。《本草纲目》中记载："枸杞，补肾生精，养肝明目，坚精骨，去疲劳……明目安神，令人长寿。"枸杞子，主产于宁夏，自古以来便是滋补佳品，被称为"却老子"。枸杞子乃平补肝肾之品，用于治疗肝肾不足、腰酸遗精及头

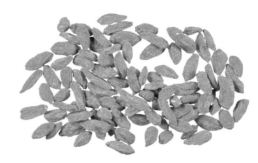

枸杞子

晕目眩等症；兼可补肝明目，常配菊花、地黄等，对视力减退、内障目昏等有很好的疗效，如常见的中成药杞菊地黄丸。在泡枸杞子的时候加上一些菊花日常饮用，对于每天面对电脑、手机的现代人有很好的视力保护作用。现代研究表明，枸杞子中的多糖成分可增加免疫细胞数目，增强机体的免疫功能，同时还可以加强造血功能。

黑枸杞，主产于青海，和我们常见的枸杞子是同科的"兄弟"。黑枸杞不是传统中药，主要作为藏药、民族药和食品保健品出现，作为藏药被称为"旁玛"。黑枸杞有清心热、强肾、补肝、明目的功效，多用于治疗虚劳精亏、阳痿遗精、内热消渴、血虚萎黄、目昏不明等症。现代研究发现，黑枸杞的主要成分是枸杞多糖、脂肪、氨基酸、生物碱、维生素等。其与传统枸杞子最大的区别在于，黑枸杞中花青素含量很高，是已知天然野生植物中花青素含量较高的一种，因此，在抗氧化方面，黑枸杞要优于传统枸杞子。

可以看出，黑枸杞和枸杞子在功效上并没有明显的差异，都可以用于日常保健。

■ 市场上的食品山药与中药里的山药一样吗?

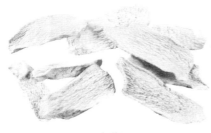
山药

中药里的山药是薯蓣科植物薯蓣的干燥根茎。由于山药中含有大量的黏液质,干燥过程十分复杂,有的还要经过炒制、麸炒等炮制过程,炮制后其补脾功效更显著,药效更强。市场上出售的山药多为鲜品,含水分和黏液质比较多,适合食用。

山药的产地比较讲究,以产于河南省的温县、武陟、博爱、沁阳等地,即古时的"怀庆府"为最佳,也就是四大怀药中的"怀山药"。由于怀药产区的土壤结构独特,气候环境有"春不过旱、夏不过热、秋不过涝、冬不过冷"的特点,这里种植出来的怀山药密度较大,同样大小的怀山药要比普通山药明显重很多。普通山药水汽比较大,容易折断,用指甲掐一下就会有很多水分溢出,而怀山药含水量较少,基本上掐不出水分,并且不易折断;普通山药用手容易捏碎,口感脆而微麻;怀山药的口感面而甜,并且久煮不烂。

山药甘平补虚,药力平和,既平补气阴,可用于治疗脾虚气弱引发的食少便溏或泄泻,以及肺虚或肺肾两虚的喘咳,为治气虚或气阴两虚之佳品,又滋阴益气而生津,是中医治疗消渴症的常用药。山药兼具涩敛之性,可用于固精止带,对男子肾虚遗精、尿频,妇人带下,有很好的治疗效果,为治疗肾虚不固之要药。最为大家熟知的六味地黄丸中,便有山药这味药材。山药用于补脾健胃时,常与麦麸一起炒,以增加其药性,在临床上用于治疗脾虚食少、泄泻便溏、妇女白带过多等症。

■ 煲汤的食材里都有哪些药材?

中医五行理论中,一年四季和人体五脏、外界环境中的病邪都有相生相克的对应。春季,以风邪最为见长,五脏中以养肝护肝为主。春季肝火旺盛,易导致脾虚,脾虚会引起消化系统紊乱,如消化不良、拉肚子等,因此,养肝时要注意健脾。常见的煲汤的食材有石斛、山药、枸杞子、菊花等。石斛味甘能滋养,微寒清凉,以清滋为用,能养胃阴、生津液、滋肾阴、清虚热。此外,通过滋阴清热,还能明目、强腰。山药益气养阴、补脾肺肾。以上两种以补脾进而养肝为主。枸杞子,甘补质润,平而偏温,归肝、肾、肺经。善滋补肝肾而明目,用于肝肾阴虚。菊花,入肺经,善疏散风热而清利头目;入肝经,善泄热益阴而平肝明目。夏季暑湿最盛,湿浊困脾是常见于夏季的病症,煲汤常用茯苓、莲子、薏苡仁、赤小豆、荷叶等。茯苓,甘淡渗利,并兼补虚,既渗湿利水,又健脾宁心,多用于水肿、小便不利、湿浊困脾。莲子,补脾止泻,适合夏季脾虚泄泻。薏苡仁和赤小豆常一起煮粥,用其利水祛湿的功效。

秋冬季节干燥寒冷,秋季煲汤以清肺润燥为主,冬季以温肾助阳为要。川贝母、麦冬、玉竹等药材常见于秋季汤羹。川贝苦泄甘润,为清泄润肺之品,善清肺化痰、润肺止咳,为肺热燥咳及虚劳咳嗽之要药。麦冬甘补质润,苦微寒而清泄,乃滋养清润之品,既养阴生津,又清养心神,还滋润肠燥。玉竹甘润而补,能滋肺阴而润肺止咳,养胃阴而生津止渴。冬季滋补汤中,当归、党参等都是常客。但要注意,冬季不可盲目进补,应根据身体状况、地域环境等因素适当服用,应以"虚则补之、不虚不补"为原则,选择合适的饮食。

■ 如何制作秋梨膏?

秋季最常困扰人们的便是咽喉疾病。中医认为,秋天主要的病邪便是"燥邪",尤其是北方的秋天,更为干燥寒冷,此时我们可以用秋季最常吃到的梨制作秋梨膏。相传秋梨膏的出现始于唐朝。一年秋天,唐武宗李炎患病,终日口干舌燥、咳嗽不止,御医们均束手无策。此时,一名道士进献了用梨、蜂蜜、川贝等配伍熬制调配的妙方,治好了皇帝的喉疾。从此,这名道士的妙方便成了宫中的不传之秘,代代为皇家所用。这便是秋梨膏的传说。秋梨膏营养味美,而且制作过程十分简单,适合在家中制作,具体过程如下。

秋梨膏

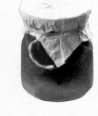

💡 小贴士　　取雪花梨6个,大枣20g,川贝10g,甘草2g,冰糖25g,生姜15g,蜂蜜150g。雪花梨洗净去皮、去核,榨成汁备用;大枣去核切片,川贝打粉,生姜切片;将梨汁倒入锅中,加入枣片、姜片、川贝粉、甘草和冰糖;煮开后,转小火慢慢熬煮至黏稠即可关火;晾至微温,用滤网过滤出熬好的梨汁,加入蜂蜜调匀;最后装瓶密封,放入冷藏室储存,饮用时用温开水调和即可。

秋梨膏中,蜂蜜润肺止咳、消炎祛痰,大枣补脾和胃、益气生津,川贝清肺化痰、润肺止咳,为肺热燥咳及虚劳咳嗽之要药;甘草既益气补中,又祛痰止咳;生姜温肺寒而化痰止咳。诸药并用,可补足夏日煎熬后身体的亏虚,又可润肺以消减秋日之燥,还可针对秋日之寒以温肺,对于阴虚肺热之咳嗽喘促、痰涎黏稠、胸膈满闷、口燥咽干、烦躁声哑、肺热造成久咳伤阴者尤佳。